Cariologia:
Aspectos de Dentística Restauradora

Nota: Assim como a medicina, a odontologia é uma ciência em constante evolução. À medida que novas pesquisas e a própria experiência clínica ampliam o nosso conhecimento, são necessárias modificações na terapêutica, onde também se insere o uso de medicamentos. Os autores desta obra consultaram as fontes consideradas confiáveis, num esforço para oferecer informações completas e, geralmente, de acordo com os padrões aceitos à época da publicação. Entretanto, tendo em vista a possibilidade de falha humana ou de alterações nas ciências médicas, os leitores devem confirmar estas informações com outras fontes. Por exemplo, e em particular, os leitores são aconselhados a conferir a bula completa de qualquer medicamento que pretendam administrar, para se certificar de que a informação contida neste livro está correta e de que não houve alteração na dose recomendada nem nas precauções e contraindicações para o seu uso. Essa recomendação é particularmente importante em relação a medicamentos introduzidos recentemente no mercado farmacêutico ou raramente utilizados.

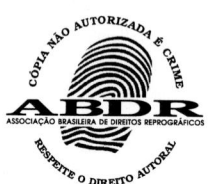

C277   Cariologia : aspectos de dentística restauradora / organizadores, Léo Kriger, Samuel Jorge Moysés, Simone Tetu Moysés ; coordenadora, Maria Celeste Morita ; autores, Adair Luiz Stefanello Busato, Marisa Maltz. – São Paulo : Artes Médicas, 2014.
         125 p. : il. color. ; 28 cm. – (ABENO : Odontologia Essencial : clínica)

         ISBN 978-85-367-0233-9

         1. Odontologia. 2. Cariologia. 3. Dentística restauradora. I. Kriger, Léo. II. Moysés, Samuel Jorge. III. Moysés, Simone Tetu. IV. Morita, Maria Celeste. V. Busato, Adair Luiz Stefanello. VI. Maltz, Marisa.

                                                   CDU 616.314-002

Catalogação na publicação: Ana Paula M. Magnus – CRB 10/2052

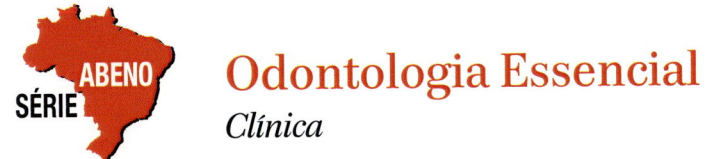

Odontologia Essencial
Clínica

organizadores da série
Léo Kriger
Samuel Jorge Moysés
Simone Tetu Moysés

coordenadora da série
Maria Celeste Morita

Cariologia: Aspectos de Dentística Restauradora

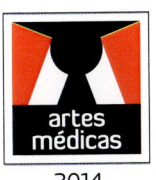

Adair Luiz Stefanello Busato

Marisa Maltz

© Editora Artes Médicas Ltda., 2014

Diretor editorial: *Milton Hecht*
Gerente editorial: *Letícia Bispo de Lima*

Colaboraram nesta obra:
Editora: *Mirian Raquel Fachinetto Cunha*
Assistente editorial: *Adriana Lehmann Haubert*
Capa e projeto gráfico: *Paola Manica*
Preparação de originais e processamento pedagógico: *Juliana Lopes Bernardino*
Leitura final: *Isélle Razera*
Editoração: *Crayon Editorial*

Reservados todos os direitos de publicação à
EDITORA ARTES MÉDICAS LTDA., uma empresa do GRUPO A EDUCAÇÃO S.A.

Editora Artes Médicas Ltda.
Rua Dr. Cesário Mota Jr., 63 – Vila Buarque
CEP 01221-020 – São Paulo – SP
Tel.: 11.3221.9033 – Fax: 11.3223.6635

É proibida a duplicação ou reprodução deste volume, no todo ou em parte, sob quaisquer formas ou por quaisquer meios (eletrônico, mecânico, gravação, fotocópia, distribuição na Web e outros), sem permissão expressa da Editora.

Unidade São Paulo
Av. Embaixador Macedo Soares, 10.735 – Pavilhão 5 – Cond. Espace Center
Vila Anastácio – 05095-035 – São Paulo – SP
Fone: (11) 3665-1100 Fax: (11) 3667-1333

SAC 0800 703-3444 – www.grupoa.com.br

IMPRESSO NO BRASIL
PRINTED IN BRAZIL

Autores

Adair Luiz Stefanello Busato Cirurgião-dentista. Professor titular e coordenador do Curso de Odontologia da Universidade Luterana do Brasil de Canoas (Ulbra/Canoas). Professor do Programa de Pós-graduação em Odontologia da Ulbra/Canoas. Especialista em Prótese Dentária pela Faculdade de Odontologia da Universidade Federal de Pelotas (UFPel). Mestre e Doutor em Dentística pela Faculdade de Odontologia de Bauru da Universidade de São Paulo (FOB/USP). Vice-presidente da Associação Brasileira de Ensino Odontológico (Abeno) e Vice-presidente da Associação dos Docentes da Ulbra/Canoas.

Marisa Maltz Cirurgiã-dentista. Professora titular do Departamento de Odontologia Preventiva da Universidade Federal do Rio Grande do Sul (UFRGS). Especialista em Odontopediatria pela UFRGS. Mestre em Odontologia Preventiva e Social pela UFRGS. Doutora em Odontologia pela Universidade de Gotemburgo.

Adriano Sapata Cirurgião-dentista. Professor assistente do Curso de Aperfeiçoamento em Dentística da Fundação para o Desenvolvimento Científico e Tecnológico da Odontologia (Fundecto)/USP. Especialista e Mestre em Odontologia: Dentística pela Universidade de Guarulhos.

Bruno Saldini Cirurgião-dentista. Membro do corpo clínico do Centro de Odontologia da Irmandade Santa Casa de Misericórdia de Porto Alegre. Especialista em Dentística pela Universidade Federal de Santa Catarina (UFSC). Mestre em Odontologia: Dentística pela Ulbra/Canoas.

Claudio Sato Cirurgião-dentista. Professor coordenador da disciplina de Dentística Restauradora da Faculdade de Odontologia da Universidade Braz Cubas (FO/UBC). Especialista em Dentística Restauradora pela FOUSP. Mestre em Materiais Dentários pela FOUSP. Doutor em Biotecnologia pela Universidade de Mogi das Cruzes (UMC).

Eduardo Galia Reston Cirurgião-dentista. Professor adjunto do Curso de Odontologia da Ulbra/Canoas. Coordenador da área de Dentística dos cursos de graduação e pós-graduação em Odontologia da ULBRA/Canoas. Post graduate in Operative Dentistry pela Indiana University School of Dentistry. Master of Science in Dentistry pela Indiana University School of Dentistry.

Doutor em Dentística pela Faculdade de Odontologia de Araraquara da Universidade Estadual Paulista Júlio de Mesquita Filho (FOAr/Unesp).

Gustavo Broliato Cirurgião-dentista. Especialista em Prótese Dentária pela UFRGS. Especialista em Dentística pela Ulbra/Canoas. Especialista em Implantodontia pela Abeno/SP.

Jéssika Barcellos Giuriato Cirurgiã-dentista. Mestranda em Dentística da USP.

Juliana Jobim Jardim Cirurgiã-dentista. Professora adjunta de Cariologia/Dentística na Faculdade de Odontologia da UFRGS. Mestre em Clínica Odontológica: Cariologia pela UFRGS. Doutora em Cariologia/Dentística pela UFRGS.

Leandro Azambuja Reichert Cirurgião-dentista. Professor adjunto da Ulbra/Canoas. Especialista e Mestre em Dentística pela Ulbra/Canoas. Doutor em Odontologia pela Ulbra/Canoas.

Luana Severo Alves Cirurgiã-dentista. Odontóloga técnica-administrativa da UFRGS. Mestre e Doutora em Clínica Odontológica: Cariologia/Dentística pela UFRGS.

Pedro Antonio G. Hernández Cirurgião-dentista. Professor adjunto de Odontologia da Ulbra/Canoas. Pró-reitor adjunto de Ensino Presencial da Ulbra/Canoas. Mestre em Cirurgia e Traumatologia Bucomaxilofacial pela UFPel. Doutor em Odontologia: Dentística pela FOAr/Unesp.

Ricardo Prates Macedo Cirurgião-dentista. Professor titular do Curso de Odontologia da Ulbra/Canoas. Especialista em Dentística Restauradora pela UFRGS. Mestre em Dentística pela UFPel. Doutor em Dentística Restauradora pela FoAr/Unesp.

Organizadores da Série Abeno

Léo Kriger – Professor de Saúde Coletiva da Pontifícia Universidade Católica do Paraná (PUCPR). Mestre em Odontologia em Saúde Coletiva pela Universidade Federal do Rio Grande do Sul (UFRGS).

Samuel Jorge Moysés – Professor titular da Escola de Saúde e Biociências da PUCPR. Professor adjunto do Departamento de Saúde Comunitária da Universidade Federal do Paraná (UFPR). Coordenador do Comitê de Ética em Pesquisa da Secretaria Municipal da Saúde de Curitiba, PR. Doutor em Epidemiologia e Saúde Pública pela University of London.

Simone Tetu Moysés – Professora titular da PUCPR. Coordenadora da área de Saúde Coletiva (mestrado e doutorado) do Programa de Pós-graduação em Odontologia da PUCPR. Doutora em Epidemiologia e Saúde Pública pela University of London.

Coordenadora da Série Abeno

Maria Celeste Morita – Presidente da Abeno. Professora associada da Universidade Estadual de Londrina (UEL). Doutora em Saúde Pública pela Université de Paris 6, França.

Conselho editorial da Série Abeno Odontologia Essencial

Maria Celeste Morita, Léo Kriger, Samuel Jorge Moysés, Simone Tetu Moysés, José Ranali, Adair Luiz Stefanello Busato.

Prefácio

As Faculdades de Odontologia da Universidade Federal do Rio Grande do Sul (UFRGS) e da Universidade Luterana do Brasil (Ulbra) vêm empreendendo, nos últimos anos, mudanças radicais no ensino da Cariologia. Durante décadas, o diagnóstico da doença cárie esteve centrado na identificação clínica da sequela da doença, a cavidade de cárie. O tratamento envolvia apenas o reparo das consequências da destruição dos tecidos dentários, ou seja, o tratamento restaurador da cavidade de cárie. Somente nas últimas décadas, com base em dados epidemiológicos demonstrando o fracasso da odontologia restauradora associados ao melhor entendimento do processo da doença, tornou-se evidente a possibilidade de prevenção e controle da cárie dentária. Seu tratamento não deve ser feito com base no tratamento da cavidade cariosa e, sim, no diagnóstico da atividade de cárie e no controle dos fatores envolvidos no processo da doença. No ensino da Cariologia Clínica, o tratamento restaurador é o tratamento da cavidade de cárie com base no entendimento do processo da doença.

Em razão dessas mudanças no entendimento do diagnóstico, prevenção, tratamento da doença e tratamento restaurador, o ensino da disciplina de Cariologia foi dividido em quatro domínios que compreendem:

- Conhecimentos biológicos e físico-químicos básicos
- Diagnóstico da doença
- Decisão de tratamento, medidas preventivas e tratamento não restaurador
- Decisão de tratamento e tratamento restaurador

Os conteúdos referentes aos três primeiros itens são apresentados no livro *Cariologia: conceitos básicos, diagnóstico e tratamento não restaurador*, também da série Abeno: Odontologia Essencial. No livro que o leitor tem em mãos, apresentamos os conteúdos referentes ao tratamento restaurador da lesão de cárie e outras lesões não cariosas.

É importante ressaltar, contudo, que este tratamento deve ser acompanhado pelo controle do processo da doença, conforme discutido no livro *Cariologia: conceitos básicos, diagnóstico e tratamento não restaurador*. A opção pelo tratamento restaurador somente deve ser considerada quando as opções não restauradoras são insuficientes para controlar a lesão cariosa. A decisão de tratamento e o equilíbrio entre o tratamento não restaurador e o restaurador são conceitos importantes da Cariologia apresentados neste livro.

Marisa Maltz
Adair Luiz Stefanello Busato

Sumário

1 | Decisão de tratamento restaurador baseada em evidências científicas   11
Marisa Maltz
Juliana Jobim Jardim
Luana Severo Alves

2 | Selamento de lesões de cárie versus tratamento restaurador convencional   23
Marisa Maltz
Luana Severo Alves
Juliana Jobim Jardim

3 | Tratamento restaurador estético em dentes anteriores   35
Adair Luiz Stefanello Busato
Pedro Antonio G. Hernández
Leandro Azambuja Reichert
Ricardo Prates Macedo
Eduardo Galia Reston

4 | Tratamento restaurador estético em dentes posteriores   73
Adair Luiz Stefanello Busato
Eduardo Galia Reston
Pedro Antonio G. Hernández
Ricardo Prates Macedo
Leandro Azambuja Reichert

5 | Tratamento restaurador em lesões cervicais cariosas e não cariosas   93
Eduardo Galia Reston
Claudio Sato
Adriano Sapata
Jéssika Barcellos Giuriato
Gustavo Broliato
Bruno Saldini
Adair Luiz Stefanello Busato

Referências   111

Recursos pedagógicos que facilitam a leitura e o aprendizado!

OBJETIVOS DE APRENDIZAGEM	Informam a que o estudante deve estar apto após a leitura do capítulo.
Conceito	Define um termo ou expressão constante do texto.
LEMBRETE	Destaca uma curiosidade ou informação importante sobre o assunto tratado.
PARA PENSAR	Propõe uma reflexão a partir de informação destacada do texto.
SAIBA MAIS	Acrescenta informação ou referência ao assunto abordado, levando o estudante a ir além em seus estudos.
ATENÇÃO	Chama a atenção para informações, dicas e precauções que não podem passar despercebidas ao leitor.
RESUMINDO	Sintetiza os últimos assuntos vistos.
🔍	Ícone que ressalta uma informação relevante no texto.
⚡	Ícone que aponta elemento de perigo em conceito ou terapêutica abordada.
PALAVRAS REALÇADAS	Apresentam em destaque situações da prática clínica, tais como prevenção, posologia, tratamento, diagnóstico etc.

Decisão de tratamento restaurador baseada em evidências científicas

Marisa Maltz
Juliana Jobim Jardim
Luana Severo Alves

INTRODUÇÃO

O processo de tomada de decisão baseada em evidências científicas utiliza as melhores evidências e tecnologias disponíveis para se chegar a determinações clínicas acerca do diagnóstico e tratamento de doenças e agravos.[1]

Evidência científica é o produto de pesquisas bem delineadas e controladas, desenvolvidas para responder a uma pergunta específica. Um único estudo não constitui uma evidência, mas contribui para a construção de um conhecimento que derivou de múltiplos estudos.[2]

Quando uma evidência é produzida, é provável que ela continue sendo questionada, e estudos posteriores poderão confirmá-la ou refutá-la. Desse modo, o conhecimento evolui à medida que mais estudos vão sendo conduzidos, o que reforça a necessidade de atualização constante com a literatura científica.[3] Uma vez sintetizada, a evidência deve servir de base para a escolha do método de diagnóstico ou tratamento, justificando por que ele é mais efetivo que outros métodos e sob quais circunstâncias.[4]

A força das evidências científicas varia de acordo com o delineamento utilizado nos estudos que as geraram. Em geral, estudos laboratoriais produzem evidências mais fracas do que estudos em animais que, por sua vez, constituem evidências mais fracas do que aquelas derivadas de estudos em humanos. Estudos experimentais tendem a gerar um nível de evidência maior do que estudos observacionais. Os diferentes níveis de evidências científicas estão listados na Figura 1.1.

OBJETIVOS DE APRENDIZAGEM

- Conhecer as evidências científicas que orientam o diagnóstico e a escolha do tratamento ideal.

- Refletir sobre as opções de tratamento da cárie considerando a opção de tratamento restaurador somente quando o controle do processo da doença não é mais suficiente para controlar a progressão da lesão.

- Conhecer as possibilidades de tratamento da cárie dentária e outras desordens do tecido dentário mineralizado com ênfase no planejamento do tratamento restaurador e manutenção da saúde bucal.

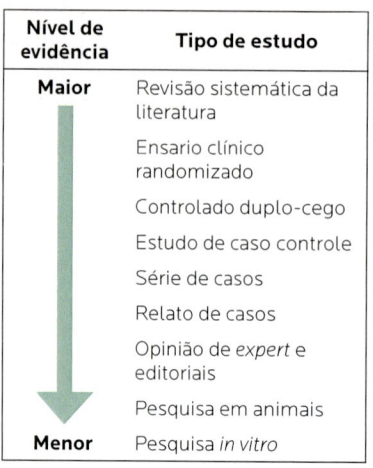

Figura 1.1 – Diferentes níveis de evidências científicas de acordo com o tipo de estudo.

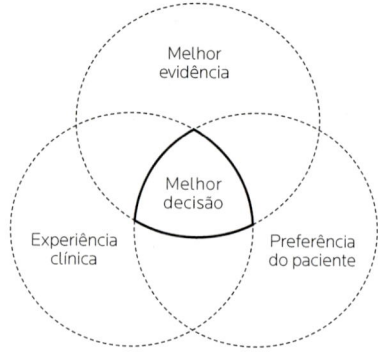

Figura 1.2 – Fatores considerados na decisão baseada em evidências.
Fonte: Adaptada de Gillette.[4]

> **ATENÇÃO**
> Uma comunicação efetiva com o paciente é outro fator relevante para a tomada das melhores decisões de tratamento.[3]

Como pode ser observado na Figura 1.2, o processo de tomada de decisão baseada em evidências leva em conta outros dois fatores além da evidência científica em si: a experiência clínica do profissional e as preferências do paciente.[4] A integração desses três fatores leva à melhor decisão de tratamento.[4]

DOENÇA CÁRIE E DECISÃO DE TRATAMENTO RESTAURADOR

A redução da incidência de cárie e uma baixa taxa de progressão da doença em crianças e adultos têm sido observadas em muitos países.[5,6] Assim, filosofias de tratamento têm sido voltadas para uma abordagem mais conservadora, baseada no controle do processo de doença, de modo a adiar ao máximo o **procedimento restaurador**.

Evidências de que a doença cárie e seus aspectos clínicos, as lesões de cárie, podem ser controlados por tratamentos não invasivos já estão bem estabelecidas na literatura (Ver livro desta série - Cariologia: conceitos básicos, diagnóstico e tratamento não restaurador). O controle da doença por alterações de hábitos de higiene bucal, alterações dietéticas, uso de fluoretos, agentes remineralizantes e antimicrobianos já foi reportado com sucesso em diferentes níveis de evidências (Fig. 1.3).

Após o controle da atividade de cárie do paciente, lesões iniciais em esmalte (lesões sem cavidade), brancas, opacas e rugosas, podem ter sua progressão paralisada, tornando-se lisas e brilhantes (Fig. 1.4). Essas modificações na superfície do esmalte são resultado

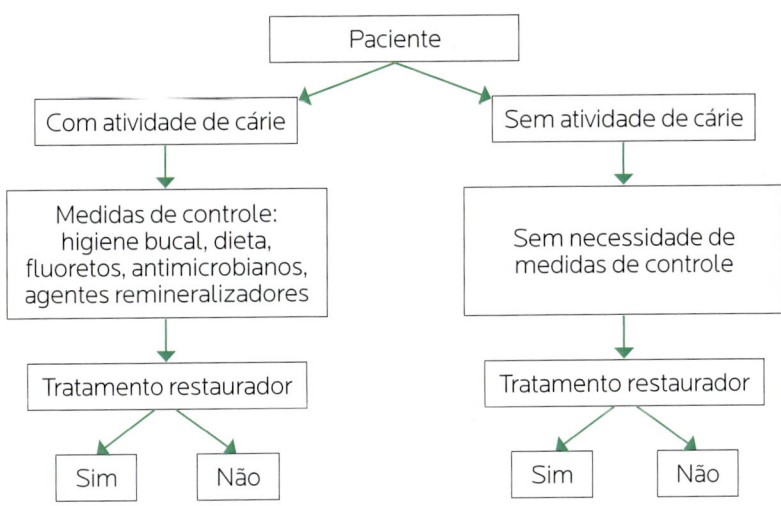

Figura 1.3 – Fluxograma da decisão de tratamento baseada na atividade de cárie do paciente.

tanto de processos de remineralização como de polimento da superfície.[7,8] Sabe-se, ainda, que uma lesão de cárie inativa pode tornar-se mais resistente a um novo desafio cariogênico do que o próprio esmalte hígido.[9]

A **formação de uma cavidade** é um momento muito importante clinicamente. Na presença de cavidade, a invasão bacteriana no interior da lesão aumenta e, quando a cavidade atinge a dentina, ocorre penetração bacteriana nos túbulos dentinários. Mesmo na presença de bactérias no interior do tecido, a lesão pode ser controlada, independentemente de sua profundidade, desde que haja possibilidade de remoção mecânica de placa no local.[10-12] (Ver livro desta série - Cariologia: conceitos básicos, diagnóstico e tratamento não restaurador) (Fig. 1.5).

Entretanto, quando o biofilme está protegido em uma cavidade, impossibilitando a sua remoção, o processo de cárie tende a continuar[13] (Fig. 1.6).

Se a remoção e/ou desorganização do biofilme na cavidade não é possível, o tratamento restaurador está indicado, a fim de paralisar a lesão de cárie (Fig. 1.7).

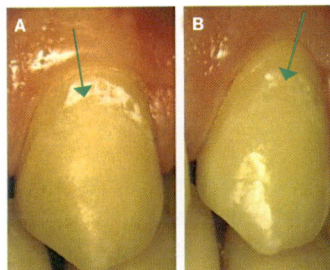

Figura 1.4 – (A) Lesão de cárie sem cavidade ativa. A atividade de doença do paciente foi controlada e a progressão da doença, paralisada, modificando as características da lesão. (B) Lesão inativa.

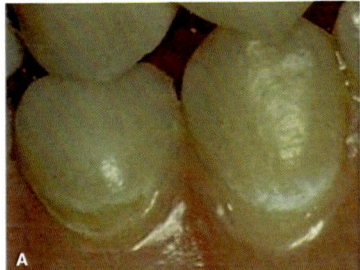
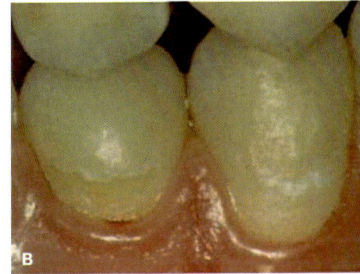

Figura 1.5 – (A) Lesões de cárie com (dente 44) e sem (dente 43) cavidade ativa. (B) A atividade de doença do paciente foi controlada e a progressão da doença, paralisada, modificando as características das lesões (lesões inativas).

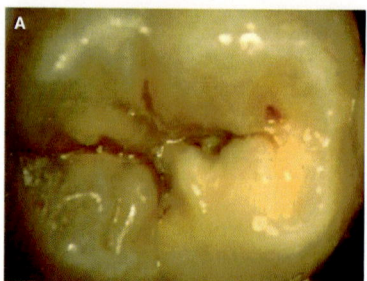 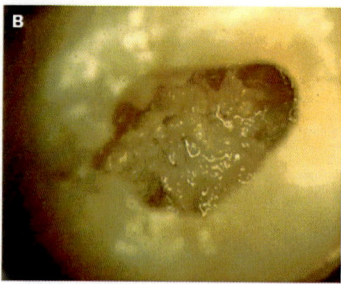

Figura 1.6 – Lesão de cárie com cavidade ativa sem possibilidade de controle de biofilme, apresentando, portanto, necessidade restauradora.

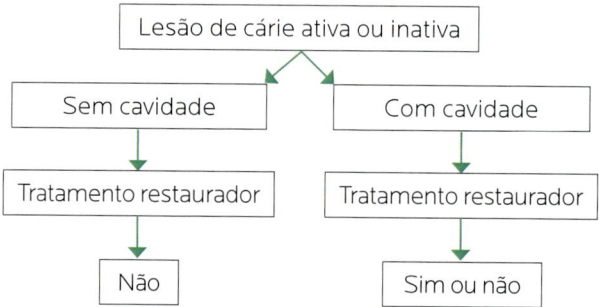

Figura 1.7 – Fluxograma da decisão de tratamento baseada no tipo de lesão de cárie.

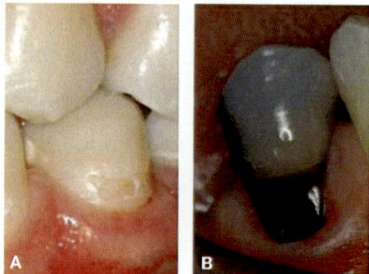

Figura 1.8 – (A) Lesões de cárie inativas com cavidade em superfícies lisas livres coronária e (B) radicular.

Além de possibilitar o adequado controle de placa do paciente, o tratamento restaurador tem outras indicações (Quadro 1.1).

Uma dúvida que pode surgir é se as indicações de tratamento restaurador são as mesmas para os diferentes tipos de superfície dentária. Sobre essa questão, é importante lembrar que lesões cavitadas em superfícies lisas livres ou em superfícies radiculares são mais facilmente higienizadas, e o controle da lesão é, portanto, alcançado com mais facilidade (Fig. 1.8). Nessas superfícies, a indicação de tratamento restaurador está mais relacionada a fatores como reposição de estrutura perdida, proximidade com o complexo dentinopulpar ou estética.

QUADRO 1.1 — Indicações do tratamento restaurador

Impossibilidade de realização de adequado controle de biofilme.
Proximidade com o complexo dentinopulpar: paciente relata sensibilidade a doces, frio ou calor; risco de comprometimento pulpar irreversível.
Estrutura dentária remanescente: risco de fratura ou perda de função.
Estética.

Cavidades em superfícies oclusais são de mais difícil higienização, porém, em cavidades de pequena extensão e profundidade, a remoção de biofilme pode ser realizada de forma efetiva (Fig. 1.9). Nesses casos, as lesões são paralisadas e o procedimento restaurador mostra-se desnecessário.

Em lesões com cavidades em metade externa de dentina (Fig. 1.10), o bloqueio da superfície pode ser necessário. Porém, o tratamento pode ser realizado de forma mais conservadora, conforme discutido no Capítulo 2.

Cavidades com imagem radiográfica em metade interna de dentina devem ser restauradas seguindo os princípios de aumentar a resistência da estrutura dentária remanescente, devolver função e proteger o complexo dentinopulpar (Fig. 1.11). As alternativas clínicas disponíveis para a remoção de tecido cariado em lesões profundas de cárie são discutidas no Capítulo 2.

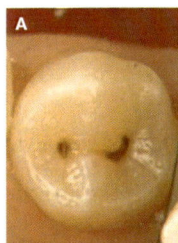 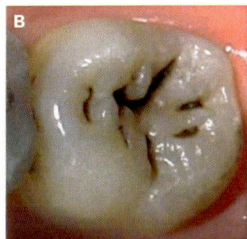

Figura 1.9 – Lesões de cárie inativa com cavidade em superfícies oclusais, com pequena extensão e profundidade.

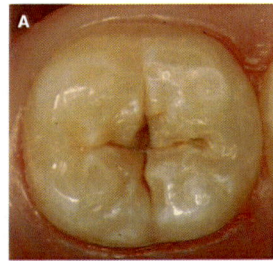 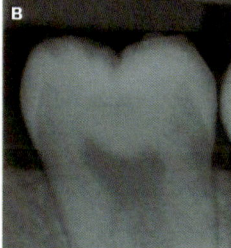

Figura 1.10 – (A) Lesão de cárie ativa com cavidade. (B) Imagem radiolúcida na metade externa de dentina.

Imagens gentilmente cedidas pelo Prof. Júlio Zenkner, da Universidade Federal de Santa Maria (UFSM).

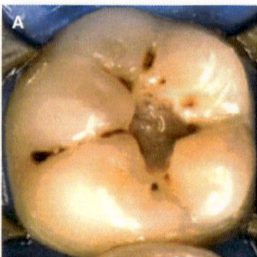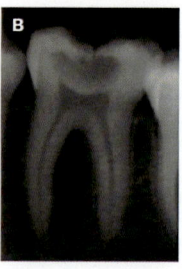

Figura 1.11 – Lesão de cárie ativa com cavidade em metade interna de dentina.

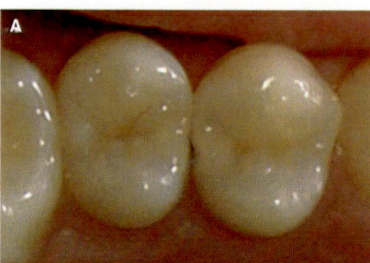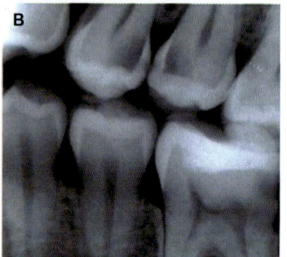

Figura 1.12 – (A) Lesões de cárie com cavidade em superfícies proximais. (B) Imagem radiográfica em metade interna de dentina.

Enquanto nas superfícies livres e nas oclusais a presença de cavidade não indica a necessidade de restauração, nas superfícies proximais é diferente. Cavidades em dentina em superfícies proximais são de difícil acesso para higienização, mesmo com o uso do fio dental, impossibilitando a remoção regular do biofilme. Nesses casos, o tratamento restaurador está indicado como medida para **paralisação da sua progressão** (Fig. 1.12).

 É importante ressaltar que a decisão de restaurar ou não uma superfície dentária não deve basear-se em características como atividade da lesão, presença de cavidade, tipo de tecido dentário envolvido ou presença de imagem radiográfica.

Afirmações como "lesões ativas devem ser restauradas", "lesões com cavidades devem ser restauradas", "lesões envolvendo dentina devem ser restauradas" ou "lesões visíveis radiograficamente devem ser restauradas" não merecem crédito e demonstram desconhecimento do processo de formação e paralisação da lesão.

Conforme descrito anteriormente, é sabido que lesões ativas sem cavidade podem ser controladas e paralisadas, assim como lesões com cavidade com envolvimento dentinário (desde que passíveis de limpeza). Além disso, imagem radiográfica não é capaz de definir a presença de cavitação.

É difícil definir a presença de cavidade proximal quando a imagem radiolúcida está atingindo o terço ou a metade externa da espessura da dentina. Uma recente revisão sistemática da literatura avaliou a relação entre a profundidade radiográfica e a presença de cavitação em lesões cariosas proximais em dentes permanentes posteriores.[14] Após analisar os resultados de 10 estudos, constatou-se que:

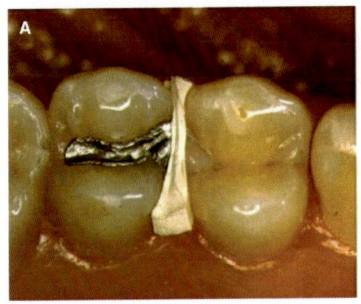 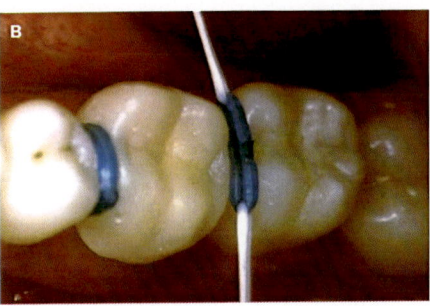

Figura 1.13 – (A) Afastamento dentário mediato com tira de borracha. (B) Elástico ortodôntico.

Imagens gentilmente cedidas pela Profª. Drª. Denise Fonseca Cortes, da Universidade Federal de Juiz de Fora.

1) a maioria dos estudos demonstrou que a probabilidade de dentes com zona radiolúcida no esmalte apresentarem lesões de cárie com cavidade é baixa;

2) somando-se as amostras dos seis estudos que dividiram a imagem em dentina por terços, a porcentagem de lesões cavitadas com imagem radiográfica no terço externo da dentina foi de 36% (81/222). Nos casos em que as imagens radiolúcidas atingiram os dois terços internos de dentina ou imagens com > 1 mm em dentina, a porcentagem de lesões cariosas cavitadas foi de 100% na maioria dos estudos;

3) somando-se as amostras dos quatro trabalhos que dividiram a imagem em dentina em metade externa e metade interna, a porcentagem de lesões com cavidade foi de 63% (98/155) quando a imagem radiolúcida está localizada na metade externa. Na metade interna esse valor foi de 100% nos quatro trabalhos. Os resultados desta revisão sistemática sugerem que o exame radiográfico, isoladamente, não é suficiente para embasar a decisão de tratamento, e o exame clínico adicional (afastamento dental) é importante para a indicação do tratamento restaurador (Fig. 1.13 e Quadro 1.2).

Nem mesmo todas as evidências disponíveis demonstrando a possibilidade de paralisação das lesões cariosas em qualquer estágio de desenvolvimento foram capazes de padronizar as condutas dos profissionais acerca da doença cárie. A tomada de decisão clínica para intervenção restauradora no tratamento da cárie ainda apresenta grande variabilidade.[5,15-17]

QUADRO 1.2 – Relação entre imagem radiográfica e presença de lesões com cavidade

A probabilidade de dentes com zona radiolúcida no esmalte apresentar lesões de cárie com cavidade é baixa.
A probabilidade de dentes com zona radiolúcida na porção interna de dentina apresentar cavidade é muito alta.
Existe uma grande variabilidade quanto à presença de lesões cavitadas em dentes com imagem radiolúcida na porção externa de dentina.

As razões para as variações de diagnóstico e propostas de tratamento entre profissionais não estão totalmente esclarecidas. Estudos[17,20] apontam fatores que poderiam influenciar a tomada de decisão, tais como:

- tempo transcorrido desde a formatura (dentistas formados mais recentemente tenderiam a ser menos invasivos);
- tipo de serviço em que atuam (público ou privado, sendo este mais invasivo);
- realização de medidas de educação continuada, que seriam capazes de influenciar o profissional em suas decisões diagnósticas e terapêuticas.
- aspectos relacionados ao paciente, como padrão de higienização e história passada de cárie.

A DECISÃO RESTAURADORA E A SOBREVIDA DO ELEMENTO DENTÁRIO

A decisão de realizar uma restauração terá repercussões biológicas e financeiras, uma vez que irá afetar a sobrevida do elemento dentário e o custo do tratamento ao longo da vida do dente.

Dentes com restaurações são mais propensos a exigir restaurações adicionais e outros tratamentos relacionados. Uma vez realizada uma restauração, o dente entrará em um ciclo restaurador repetitivo e poderá ter sua sobrevida significativamente reduzida[21,22] (Fig. 1.14). Isso ocorre por dois motivos principais. Um deles é o fato de que o tratamento restaurador por si só, sem o controle da atividade de cárie do paciente, não irá impedir o surgimento de novas lesões. Assim, novas intervenções restauradoras se tornarão necessárias.

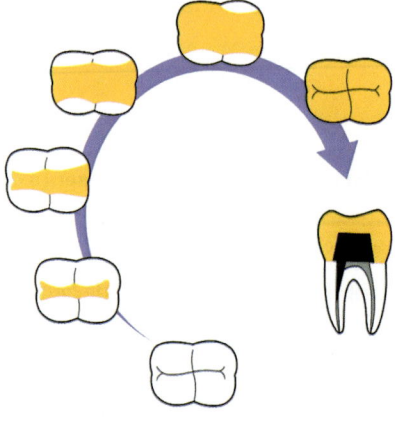

Figura 1.14 – Ciclo restaurador repetitivo.
Fonte: Adaptada de Dennison e Hamilton.[22]

O segundo motivo é que as restaurações não são definitivas, apresentando uma determinada vida útil e, portanto, gerando necessidade de reparos ou substituições.

RESTAURAÇÕES DE AMÁLGAMA EM DENTES PERMANENTES POSTERIORES: apresentam taxas de sobrevivência de 79 a 90% após 10 anos de acompanhamento[23,24] e taxa de falha anual variando entre 0 e 7% (média 2%).[25-28]

RESTAURAÇÕES DE RESINA COMPOSTA: apresentam taxas de sobrevivência de 74 a 90% após 10 anos de acompanhamento[23,24,29,30] e taxa de falha anual de 0 a 9% (média 2%).[25-28,31,32,33]

Pode-se observar que ambos os materiais restauradores apresentam longevidades semelhantes e bom desempenho clínico em dentes posteriores.

É importante ressaltar que ocorre perda de estrutura dentária a cada substituição de restauração a que o elemento dentário é submetido, independentemente do material restaurador utilizado (amálgama ou resina composta).[34,35] Dessa forma, as restaurações tendem a se tornar cada vez maiores e mais tecnicamente sensíveis, envolvendo um maior número de superfícies, o que torna a estrutura dentária cada vez mais fragilizada.

Após um determinado período, é provável que tratamentos mais complexos sejam necessários, como endodontia e prótese, e não raramente este ciclo culmina com a perda do elemento dentário.[36] Assim, quando o tratamento restaurador está indicado, restaurações minimamente invasivas e com máxima preservação da estrutura dentária têm se tornado a essência dos tratamentos operatórios atuais,[37] a fim de minimizar ao máximo os efeitos do ciclo restaurador repetitivo.

LEMBRETE

A longevidade das restaurações está relacionada a diversos fatores, porém a condição de saúde bucal do paciente apresenta-se como um dos mais importantes.[32]

IMPLICAÇÕES DA DECISÃO DE TRATAMENTO NOS CUSTOS DOS CUIDADOS EM SAÚDE BUCAL

Conforme mencionado anteriormente, a decisão de restaurar um dente e inseri-lo no ciclo restaurador repetitivo não terá apenas repercussões biológicas, mas também financeiras. Seja no setor público ou privado, alguém deve arcar com os custos unitários de cada restauração e, ao longo dos anos e décadas, com o custo acumulado de todos os tratamentos que se mostraram necessários na sequência.

Em estudo realizado com dentistas trabalhando em Serviços de Saúde Pública de Piracicaba (SP), a concordância interexaminador para decisão de tratamento em molares permanentes foi baixa ($\kappa = 0,29$), sendo acompanhada por uma concordância baixa também no diagnóstico das superfícies ($\kappa = 0,42$). A grande variação na decisão de tratamento afetou diretamente os custos dos tratamentos propostos, que apresentaram valor médio de U$32,00, variando entre U$ 9,00 e 65,00.[38] Quando o estudo foi realizado com dentistas de clínica privada, o mesmo padrão de variação no diagnóstico e decisão de tratamento levou a uma diferença de custos de até 14 vezes.[39]

DECISÃO ENTRE REPARO OU TROCA DE RESTAURAÇÕES

Quando ocorre a falha do tratamento restaurador, existem basicamente quatro opções de conduta (Hickel, Brüshaver e Ilie, 2012), listadas no Quadro 1.3.

Sharif e colaboradores[40,41] publicaram, em 2010, duas revisões sistemáticas da literatura, avaliando a troca e o reparo de restaurações de amálgama e de resina composta. Os autores concluíram que não existem ensaios clínicos randomizados comparando a efetividade da troca ou reparo em restaurações defeituosas em dentes permanentes posteriores. Entretanto, estudos prospectivos de coorte ou série de casos (acompanhamento de 4 a 7 anos) avaliando restaurações de amálgama e de resina composta mostraram que o reparo aumentou a longevidade das restaurações em comparação a restaurações que foram substituídas ou que não sofreram tratamento.[42,45]

O reparo das restaurações configura-se como uma abordagem mais conservadora e apresenta vantagens em relação à troca da restauração.[40,41,45-47] Uma lista das vantagens do reparo é mostrada no Quadro 1.4.

LEMBRETE

O reparo mostra-se como um método válido para melhorar a qualidade e a longevidade das restaurações, sendo praticado e ensinado em muitas universidades.[41,48]

QUADRO 1.3 — Opções de conduta frente à falha da restauração

- Não intervir (monitorar): indicado para casos de pequenos defeitos (cor/pigmentação desfavoráveis), os quais não trarão prejuízos clínicos caso não tratados.

- Reanatomização: pode ser realizada se os efeitos puderem ser contornados sem danificar a estrutura dentária (remoção de excessos, recontorno e alisamento de superfícies). Os procedimentos não requerem adição de material restaurador.

- Reparo: indicado em casos de defeitos localizados, clinicamente insatisfatórios. É uma abordagem minimamente invasiva, que implica adição de um material restaurador, com ou sem preparo da restauração ou da estrutura dentária.

- Troca/substituição: está indicada nos casos em que há problemas severos generalizados e que requerem uma intervenção, mas onde o reparo já não é viável. É a remoção completa da restauração, geralmente associada à perda de estrutura dentária.

QUADRO 1.4 — Vantagens do reparo em comparação à restauração

- Maior preservação da estrutura dentária
- Menor risco de danos pulpares
- Menor tempo de tratamento
- Redução da necessidade do uso de anestesia local
- Aumento da longevidade da restauração

CONSIDERAÇÕS FINAIS

O tratamento restaurador deve ser sempre instituído dentro de um programa em que o diagnóstico da doença e as medidas necessárias para a sua prevenção e controle foram instituídas.

É válido reforçar que a opção pelo tratamento restaurador somente deve ser considerada quando o controle do processo da doença não é mais suficiente para controlar a progressão da lesão. A decisão pelo tratamento restaurador está diretamente ligada a um correto diagnóstico da lesão quanto a sua extensão e possibilidade de controle.

Além disso, as consequências da tomada de decisão em favor do tratamento restaurador devem ser cuidadosamente avaliadas, incluindo longevidade da restauração, relação de custo-efetividade e manutenção da estrutura dentária.

Por fim, o tratamento restaurador deve ser pensado levando-se em consideração as condições de saúde bucal do paciente.

Selamento de lesões de cárie *versus* tratamento restaurador convencional

Marisa Maltz
Luana Severo Alves
Juliana Jobim Jardim

INTRODUÇÃO

Conforme abordado no capítulo anterior, existem situações clínicas específicas nas quais o selamento da lesão de cárie, isolando-a do meio ambiente bucal, e/ou o tratamento restaurador estão indicados. De uma maneira geral, a **impossibilidade de limpeza da cavidade** e o **comprometimento funcional/estético** são as principais características que indicam a necessidade de selamento/restauração da lesão. Uma vez definido isso, deve-se questionar qual o tratamento mais indicado para cada caso.

Embora o tratamento restaurador convencional baseie-se na remoção completa de tecido cariado, evidências têm demonstrado que **técnicas mais conservadoras** são igualmente capazes de controlar a lesão cariosa ao mesmo tempo em que preservam maior quantidade de tecido dentário.

A técnica convencional e as técnicas alternativas, como o selamento de lesões de cárie sem remoção prévia de tecido cariado e o selamento de lesões de cárie após remoção parcial de tecido cariado, estão descritas a seguir.

OBJETIVOS DE APRENDIZAGEM

- Conhecer as técnicas conservadoras para o tratamento de lesões cariosas, rasas e profundas, visando à mínima intervenção e à preservação da estrutura dentária.

- Conhecer as diferentes técnicas de remoção de tecido cariado com base em evidências científicas, de modo a indicá-las de acordo com as características clínicas e radiográficas da lesão cariosa.

- Refletir sobre as implicações clínicas do tratamento restaurador convencional em lesões profundas de cárie.

REMOÇÃO COMPLETA DE TECIDO CARIADO

REMOÇÃO COMPLETA DE TECIDO CARIADO EM SESSÃO ÚNICA

INDICAÇÃO: A remoção completa de tecido cariado em sessão única está indicada para o tratamento restaurador de lesões cariosas **sem risco de exposição pulpar**. Em geral, tais lesões estão restritas à metade externa da espessura da dentina quando observadas radiograficamente (Fig. 2.1).

DESCRIÇÃO DA TÉCNICA: A dentina cariada presente em uma cavidade pode ser dividida em duas camadas, que são diferentes do ponto de vista morfológico, bioquímico, microbiológico e fisiológico.[1] A **camada mais externa** da dentina cariada, denominada **zona infectada**, é altamente contaminada e apresenta consistência bastante amolecida, sendo de fácil remoção com o uso de instrumentos manuais. Por outro lado, a **camada mais interna** de dentina cariada, conhecida como **dentina afetada**, apresenta menor nível de contaminação e consistência ligeiramente endurecida ou coriácea, o que a torna mais resistente à remoção manual durante a confecção do preparo cavitário. A técnica da remoção completa de tecido cariado em sessão única baseia-se na remoção de ambas as camadas de dentina cariada em uma única consulta. Nesses casos, a escavação é realizada de acordo com o critério clínico de dureza. Utilizando brocas em baixa rotação e/ou instrumentos manuais, procede-se a remoção de dentina cariada até a obtenção de um tecido com dureza semelhante àquela da dentina hígida. Recomenda-se que uso de brocas seja restrito às paredes laterais do preparo cavitário, dando preferência aos escavadores manuais durante a remoção da lesão cariosa na parede pulpar.[2] Tal conduta visa reduzir as agressões ao órgão pulpar.

EVIDÊNCIAS: A odontologia restauradora clássica preconizava a remoção completa de tecido cariado baseando-se no pressuposto de

> **ATENÇÃO**
> A escavação manual com colher de dentina oferece a melhor combinação de eficiência (tempo dispendido) e eficácia (quantidade de dentina removida) na remoção da dentina cariada.[3]

> **ATENÇÃO**
> A utilização de brocas é o método menos seletivo para diferenciação entre as duas zonas da dentina cariada e leva ao sobrepreparo cavitário, sendo que apenas escavadores deveriam ser utilizados na remoção da cárie na parede pulpar.

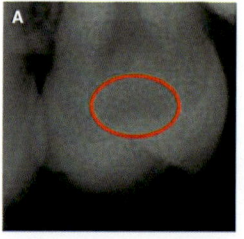 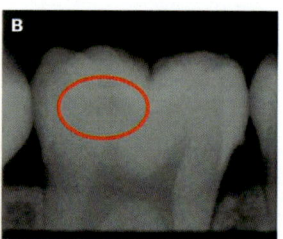 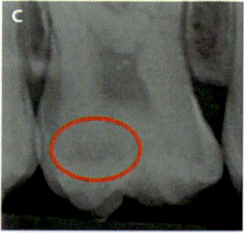

Figura 2.1 – Lesões cariosas atingindo a metade externa da espessura de dentina.

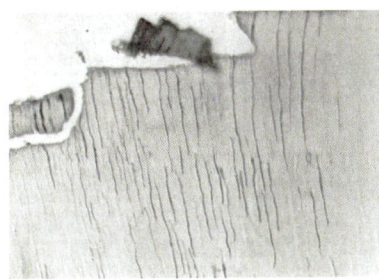

Figura 2.2 – Imagem histológica do assoalho de cavidade de cárie após remoção completa de dentina cariada. É possível observar a grande quantidade de túbulos dentinários contaminados.
Fonte: Shovelton[4]

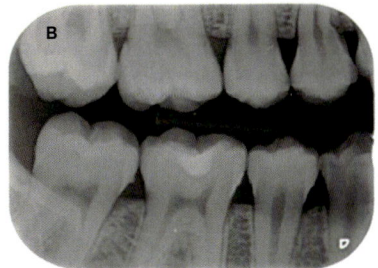

Figura 2.3 – (A) Dente 46 submetido ao tratamento restaurador convencional. Compare as dimensões da lesão cariosa e (B) da restauração.

que a obtenção de uma dentina dura asseguraria a ausência de microrganismos. Entretanto, evidências das décadas de 50 e 60 demonstraram que a remoção completa de dentina cariada baseada no critério clínico de dureza não deixa a cavidade isenta de microrganismos.[4-6] Também não foi evidenciada relação entre dureza do tecido dentinário e seu nível de contaminação.[7] A partir desses estudos foi possível observar que microrganismos são rotineiramente selados sob restaurações, o que não resulta em insucesso clínico (Fig. 2.2).

 O exame radiográfico tende a subestimar a profundidade das lesões de cárie. Dessa forma, uma lesão classificada radiograficamente como rasa ou média, sendo, portanto, candidata à remoção completa de tecido cariado em sessão única, pode, durante o procedimento clínico, resultar em uma cavidade de maior profundidade (Fig. 2.3).

REMOÇÃO COMPLETA DE TECIDO CARIADO EM DUAS SESSÕES (TRATAMENTO EXPECTANTE)

INDICAÇÃO: O tratamento expectante está indicado para a restauração de **lesões profundas** de cárie, nas quais há risco de exposição pulpar caso a remoção completa de tecido cariado seja realizada em sessão única. De maneira geral, tais lesões estão localizadas na metade interna da espessura da dentina quando avaliadas em uma radiografia interproximal (Fig. 2.4).

DESCRIÇÃO DA TÉCNICA: No tratamento expectante, a dentina cariada é totalmente removida de acordo com os critérios usuais de dureza clínica, porém a escavação é feita em duas sessões.[8] Na primeira etapa, remove-se apenas a dentina infectada e a cavidade é selada temporariamente. Este período de selamento provisório

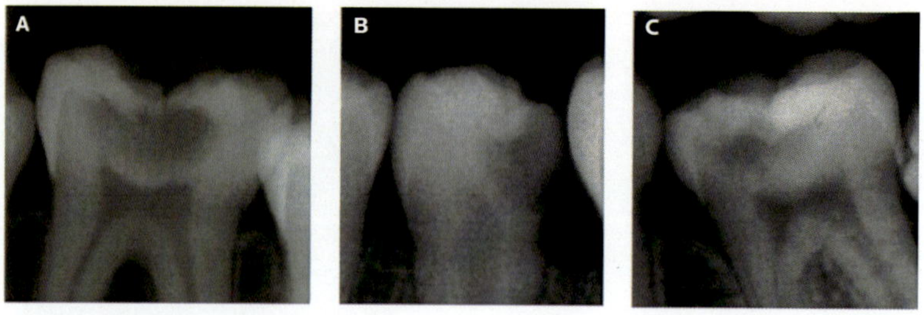

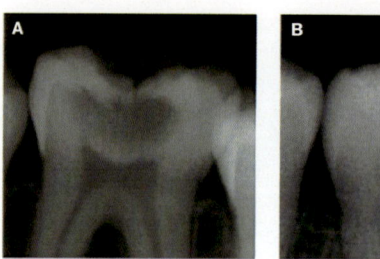

Figura 2.4 – Nas radiografias observam-se lesões cariosas atingindo a metade interna da espessura de dentina.

geralmente varia de 45 a 60 dias, podendo alcançar 6 meses. Em uma segunda etapa, realiza-se a escavação final, com remoção da dentina cariada remanescente até a obtenção de um tecido com consistência similar à da dentina hígida. O tratamento expectante objetiva paralisar a progressão da lesão e permitir a ocorrência de reações fisiológicas do complexo dentinopulpar representadas pela esclerose dentinária e formação de dentina terciária. Assim, no momento da escavação final, o risco de exposição pulpar torna-se reduzido, conforme demonstrado consistentemente na literatura.[8-10]

EVIDÊNCIAS: O tratamento expectante é a alternativa conservadora convencional para o tratamento de lesões profundas de cárie, tendo sido amplamente estudado na literatura odontológica. Quando comparado com a remoção completa de tecido cariado em sessão única, taxas de exposição pulpar significativamente menores são observadas.[8-10] O estudo com maior tempo de acompanhamento disponível na literatura demonstrou uma taxa de sucesso de 92% após 3 a 4 anos.[11] Recentemente, estudos multicêntricos demonstraram que 74% dos dentes tratados mantiveram sinais compatíveis com vitalidade pulpar após 1 ano de acompanhamento,[10] de 69% após 3 anos de acompanhamento[12] e de 56% após 5 anos de acompanhamento.[13]

Além dos desfechos clínicos relativos à vitalidade pulpar, estudos microbiológicos demonstraram a redução expressiva do nível de contaminação microbiana após o período de selamento[14,15] bem como a modificação qualitativa na microbiota cultivável, que tornou-se menos complexa e menos cariogênica após o seu isolamento do meio bucal.[15,16] Clinicamente, observou-se que o tecido cariado, inicialmente amarelado e amolecido, tornou-se mais duro e mais escuro após o período de selamento da cavidade.[14,15,17] Quando a exposição pulpar ocorre, o capeamento pulpar direto e a pulpotomia estão indicados na tentativa de manter a vitalidade pulpar.
A literatura é controversa no que concerne ao prognóstico pulpar nestas situações. O estudo multicêntrico conduzido por Bjørndal e colaboradores[10] demonstrou taxas de sucesso muito baixas para ambas as técnicas (ao redor de 30-35%), apesar do reduzido período de acompanhamento de 1 ano. Por outro lado, uma recente revisão sistemática da literatura demonstrou bons resultados, com taxas de sucesso superiores a 70% após 3 anos.[18] Independentemente dos resultados encontrados, a manipulação direta do tecido pulpar deve ser evitada a partir da adoção de técnicas mais conservadoras para a remoção de dentina cariada.

O tratamento expectante apresenta algumas **desvantagens** associadas à necessidade de uma segunda consulta para reabertura da cavidade e escavação final, tais como:

- risco de degradação ou perda do material provisório e consequente progressão da lesão;
- risco de exposição pulpar durante a remoção do material provisório ou durante a escavação final;
- maior tempo e custo necessários ao tratamento;
- desconforto adicional ao paciente.

SELAMENTO DE LESÕES DE CÁRIE APÓS REMOÇÃO PARCIAL DE DENTINA CARIADA

INDICAÇÃO: O selamento de lesões de cárie após remoção parcial de dentina cariada apresenta as mesmas indicações do tratamento expectante, ou seja, lesões profundas de cárie com risco de exposição pulpar caso a remoção completa de tecido cariado seja realizada em sessão única (Fig. 2.4). Estas técnicas, entretanto, diferem do tratamento expectante por não preconizarem a reabertura da cavidade para escavação final, conforme descrito a seguir.

CAPEAMENTO PULPAR INDIRETO

DESCRIÇÃO DA TÉCNICA: No capeamento pulpar indireto, o tecido cariado é removido quase completamente, deixando apenas uma fina camada de dentina desmineralizada sobre a polpa, a fim de evitar a sua exposição.[19] Um material forrador é colocado sobre a dentina cariada remanescente, geralmente o cimento de hidróxido de cálcio, e a cavidade é restaurada.

EVIDÊNCIAS: O capeamento pulpar indireto foi tradicionalmente proposto para o tratamento de **dentes decíduos**, devido à sua duração limitada em boca. O estudo realizado na dentição decídua com maior período de acompanhamento disponível na literatura mostrou uma taxa de sucesso de 88% após 5 anos.[20] Com relação à **dentição permanente**, as evidências são mais restritas. Um estudo retrospectivo demonstrou uma taxa de sucesso do capeamento pulpar indireto em dentes permanentes de 93% após 3 anos.[21]

> **ATENÇÃO**
>
> Embora o capeamento pulpar indireto seja uma técnica conservadora para o tratamento de lesões profundas de cárie, ele pode resultar em exposição pulpar acidental, uma vez que é difícil definir a localização do teto da câmara pulpar durante o ato operatório.

Conforme descrito anteriormente, a dentina cariada selada torna-se mais dura após o seu isolamento do meio bucal. Este aumento de dureza observado clinicamente foi confirmado por análises laboratoriais de microdureza, realizadas em dentes decíduos submetidos ao capeamento pulpar indireto.[22,23] Neste mesmo sentido, estudos têm sugerido o aumento do conteúdo mineral da dentina cariada selada, com aumento dos níveis de fósforo[24] e cálcio.[25]

REMOÇÃO PARCIAL DE DENTINA CARIADA

DESCRIÇÃO DA TÉCNICA: Recentemente, uma técnica mais conservadora que o capeamento pulpar indireto foi proposta na literatura.[26] Nela, uma camada mais espessa de dentina cariada é mantida sobre a polpa, reduzindo o risco de exposição pulpar acidental. A técnica preconiza a remoção completa de dentina cariada das paredes circundantes da cavidade, seguindo o critério de dureza clínica, enquanto, na parede pulpar, apenas a dentina infectada, amolecida e desorganizada é removida com o uso de instrumentos manuais e a cavidade é restaurada (Fig. 2.5).

EVIDÊNCIAS: Estudos têm demonstrado a eficácia da remoção parcial de dentina cariada no tratamento de lesões profundas de cárie em dentes permanentes. Um estudo clínico de braço único acompanhou pacientes com lesões profundas de cárie em pré-molares e molares permanentes submetidos à remoção parcial de tecido cariado e restauração com resina composta por 10 anos.

Em uma série de publicações descrevendo os resultados após 6 a 7 meses,[26] 14 a 18 meses,[27] 3 anos[28] e 10 anos,[29,30] foi possível observar que:

- a dentina cariada selada, inicialmente amolecida e amarelada, tornou-se mais dura e mais escura após o seu isolamento do meio ambiente bucal (Fig. 2.6);
- o número de microrganismos diminuiu drasticamente após o selamento da cavidade (Fig. 2.7);
- houve um aumento na radiopacidade da dentina cariada deixada sob a restauração, indicando ganho mineral.

Após 10 anos, a taxa de sucesso foi de 63% (Fig. 2.8). É importante ressaltar que, neste estudo, as cavidades foram reabertas após 6 a 7 meses apenas por questões metodológicas (avaliação clínica e microbiológica da dentina selada), não tendo sido realizada nova escavação.

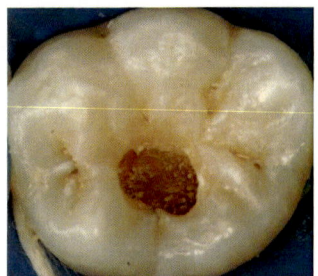

Figura 2.5 – Molar permanente submetido à remoção parcial de dentina cariada. Aspecto clínico do assoalho da cavidade previamente à confecção da restauração.

Imagem gentilmente cedida pelo Prof. Júlio Zenkner da UFSM.

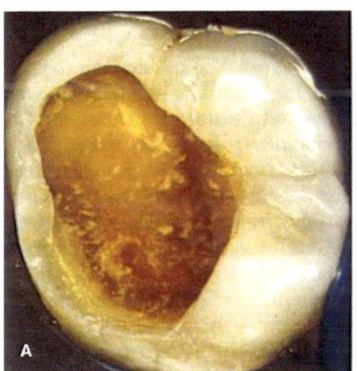 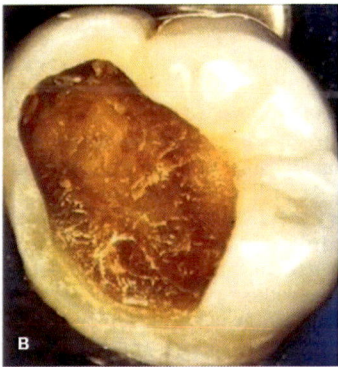

Figura 2.6 – Molar permanente submetido à remoção parcial de dentina cariada. (A) O tecido inicialmente amolecido e amarelado (B) torna-se mais duro e mais escuro após o seu isolamento do meio ambiente bucal por 6 a 7 meses.

Fonte: Maltz e colaboradores.[26]

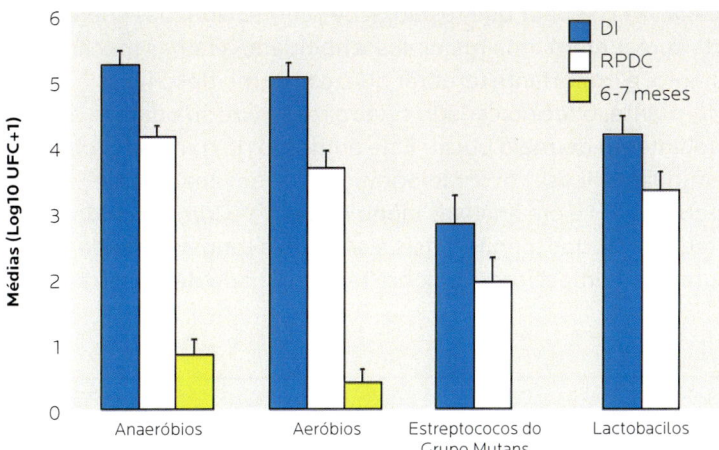

Figura 2.7 – Contagem bacteriana na dentina inicial (DI, em azul), imediatamente após a remoção parcial de dentina cariada (RPDC, em branco) e após 6-7 meses de selamento (em amarelo). É possível observar a expressiva redução da contagem de bactérias anaeróbias e aeróbias, e a ausência de crescimento de Estreptococos do Grupo Mutans e Lactobacilos na maioria das amostras examinadas.

Fonte: Maltz e colaboradores.[26]

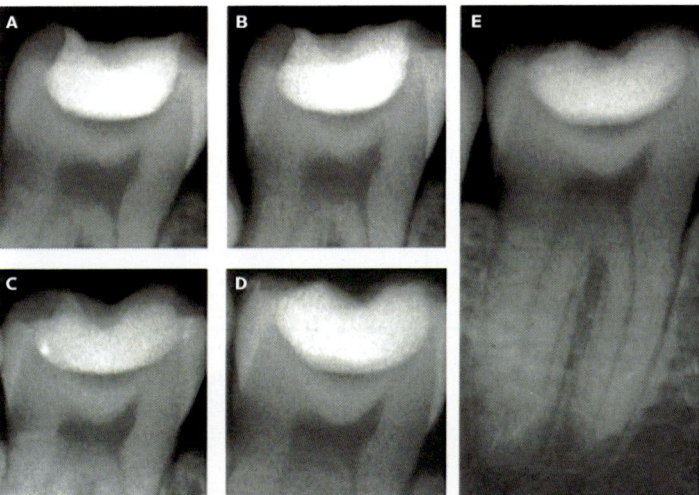

Figura 2.8 – Molar permanente submetido à remoção parcial de dentina cariada. Radiografias interproximais tomadas (A) imediatamente após a remoção parcial. (B) Passados 6 a 7 meses. (C) Depois de 3 anos. (D) Após 10 anos. (E) A radiografia periapical tomada aos 10 anos demonstra a normalidade da região periapical.

Fonte: Maltz e colaboradores.[26]

Recentemente, um ensaio clínico randomizado controlado multicêntrico comparou a efetividade do tratamento expectante e da remoção parcial de tecido cariado em lesões profundas de cárie nos serviços públicos de saúde e Universidades de Porto Alegre, RS, e de Brasília, DF.[12] Foram incluídos 232 pacientes com 299 lesões de cárie profundas em molares permanentes com idade de 9 a 53 anos. Após 3 anos de acompanhamento, 213 dentes foram reavaliados, e as taxas de sucesso (manutenção da vitalidade pulpar) foram de 91% no grupo que recebeu remoção parcial de dentina cariada e restauração em sessão única e de 69% no grupo que recebeu o tratamento expectante (Fig. 2.9A). Esta diferença foi estatisticamente significativa ($p < 0{,}05$).

Ao analisar outros fatores que poderiam influenciar as taxas de sucesso encontradas, foi demonstrado que cavidades envolvendo duas ou mais superfícies falharam mais do que cavidades oclusais ($p = 0{,}026$). Tal achado está de acordo com estudos avaliando a longevidade de restaurações convencionais, confeccionais após remoção completa de dentina cariada,[30,32] que mostram consistentemente que a taxa de sucesso diminui à medida que o número de superfícies restauradas aumenta. Isto permite concluir que a manutenção de dentina cariada não é a responsável pela maior ocorrência de insucessos nas cavidades envolvendo múltiplas superfícies.

Pareceria lógico supor que restaurações confeccionadas sobre dentina cariada apresentam uma maior suscetibilidade a falhas mecânicas. Entretanto, é importante lembrar que, conforme descrito anteriormente, o tecido cariado selado readquire sua dureza após o seu isolamento do meio bucal. Este aumento de dureza foi observado em estudos clínicos,[14,15,17,26] radiográficos,[12,29] em análises de microdureza[22,23] e em análises bioquímicas.[24,25] Corroborando tais resultados, estudos longitudinais avaliando a longevidade de restaurações confeccionadas sobre tecido cariado demonstraram taxas

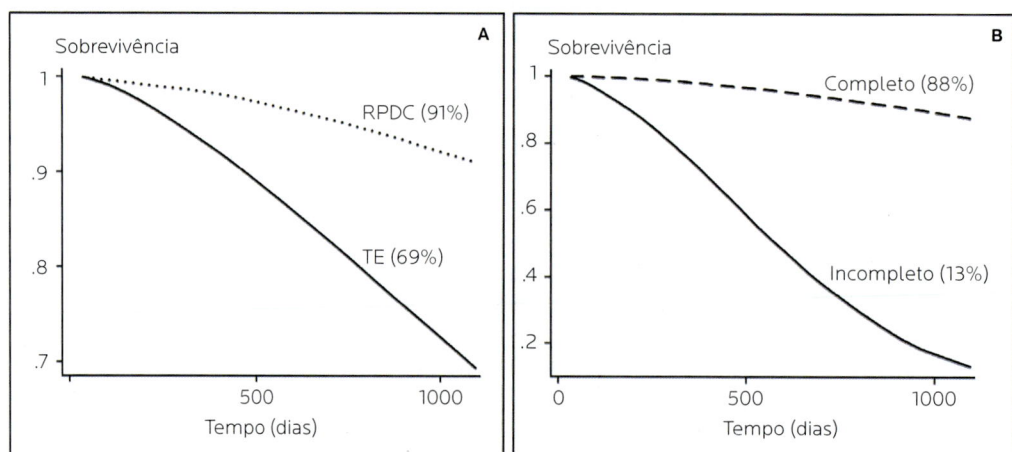

Figura 2.9 – (A) Taxas de sobrevivência da remoção parcial de dentina cariada (RPDC) e do tratamento expectante (TE) após 3 anos. (B) Taxas de sobrevivência do tratamento expectante completo e incompleto após o mesmo período de acompanhamento.
Fonte: Maltz e colaboradores.[12]

de sucesso semelhantes às restaurações convencionais, feitas sobre dentina hígida. Conforme pode ser observado no Quadro 2.1, independentemente do tipo de remoção de tecido cariado (completa ou parcial), as restaurações de resina composta apresentaram taxas de sucesso superiores a 70% em períodos de acompanhamento que variaram de 3 a 10 anos.

Além de avaliar as taxas de sucesso dos dois grupos de comparação (remoção parcial de dentina cariada e tratamento expectante), o estudo multicêntrico citado anteriormente comparou as taxas de sucesso dos tratamentos expectantes completos e incompletos.[12] Conforme representado na Figura 2.9B, foi observado que aqueles pacientes que retornaram para a conclusão do tratamento e confecção da restauração definitiva apresentaram uma taxa de sucesso significativamente maior do que aqueles que permaneceram com o material provisório (88% versus 13%, respectivamente). Este achado evidencia as desvantagens do tratamento expectante associadas à necessidade de uma segunda consulta para reabertura da cavidade e escavação final, conforme relatado anteriormente.

Em conjunto, os resultados desses estudos indicam que a remoção parcial de dentina cariada e a restauração definitiva podem ser realizadas em uma única sessão para o tratamento de lesões profundas de cárie em dentes permanentes, tornando a reabertura da cavidade para escavação final desnecessárias.

LEMBRETE

O selamento da cavidade cariosa após remoção parcial de dentina cariada promove: aumento da dureza do tecido; redução do nível de contaminação; reorganização estrutural da dentina e controle do processo de doença e paralisação da lesão cariosa.

QUADRO 2.1 — Taxas de sobrevivência de restaurações de resina composta convencionais (confeccionadas após remoção completa de dentina cariada) e restaurações confeccionadas sobre dentina cariada em diferentes períodos de acompanhamento

Referência	Acompanhamento (anos)	Tipo de restauração	Taxa de sucesso (%)
Van Dijken e Sunnegårdh-Grönberg[33]	4	Convencional	92,5
Köhler e colaboradores[34]	5	Convencional	72,4
Wassell e colaboradores[35]	5	Convencional	92,5
Opdam e colaboradores[31]	5	Convencional	87
Bernardo e colaboradores[32]	7	Convencional	85,5
Gaengler e colaboradores[36]	10	Convencional	74,2
Jardim e colaboradores[37]	3	Sobre dentina cariada	88
Mertz-Fairhurst e colaboradores[38]	10	Sobre dentina cariada	86
Maltz e colaboradores[30]	10	Sobre dentina cariada	80

> ### SAIBA MAIS
>
> Alguns estudos avaliaram a influência do material forrador colocado sobre a dentina cariada remanescente. Após comparar cimento de hidróxido de cálcio, cimento de ionômero de vidro e um material inerte (cera) colocado sobre a dentina cariada em lesões profundas de cárie em dentes permanentes, não foi observada diferença significativa entre os grupos no que concerne à coloração e consistência da dentina, nível de organização estrutural da dentina e grau de contaminação bacteriana (Fig. 2.10).[39] Resultados semelhantes foram observados por Pinto e colaboradores,[40] que compararam o efeito do cimento de hidróxido de cálcio e de um material inerte (guta percha) sobre as características clínicas e microbiológicas da dentina cariada de dentes decíduos. Dessa forma, o material forrador colocado sobre o tecido dentinário parece não ser importante, desde que a cavidade esteja adequadamente selada a fim de evitar a infiltração de microrganismos e substrato.

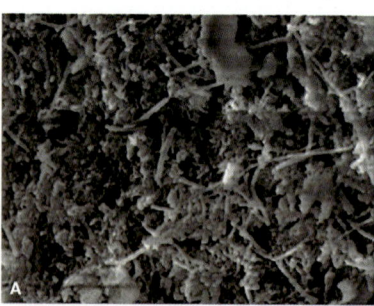
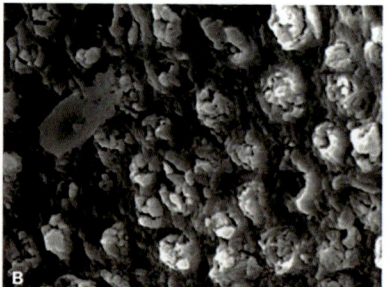

Figura 2.10 – Amostras de dentina coletadas de um molar permanente submetido à remoção parcial de dentina cariada. (A) Imediatamente após a remoção parcial, é possível observar a desorganização estrutural do tecido e maior presença de bactérias. (B) Após 3 meses de selamento, a dentina apresenta-se reorganizada estruturalmente, com túbulos dentinários obliterados e menor nível de contaminação
Fonte: Corralo e Maltz.[39]

SELAMENTO DE LESÕES DE CÁRIE SEM REMOÇÃO PRÉVIA DE DENTINA CARIADA

INDICAÇÃO: O selamento de lesões de cárie sem remoção prévia de dentina cariada está indicado para o controle de **lesões restritas à metade externa da espessura da dentina**. Esta técnica é uma alternativa para o tratamento de lesões cariosas em que a remoção completa de dentina cariada em sessão única estaria indicada (Fig. 2.1).

DESCRIÇÃO DA TÉCNICA: Como o próprio nome sugere, nesta técnica nenhuma espécie de remoção de tecido cariado é realizada. As lesões de cárie são isoladas do meio bucal por meio da colocação de um material adesivo, geralmente resina composta ou selante resinoso.

EVIDÊNCIAS: Nesta técnica, o material colocado sobre a lesão de cárie atua como uma barreira física contra os nutrientes provenientes do meio bucal. Sem esses nutrientes, os microrganismos cariogênicos mantidos no interior da cavidade tornar-se-ão metabolicamente inativos, levando à paralisação do processo carioso. Estudos avaliando o nível de contaminação bacteriana antes e após o uso de selantes são unânimes em demonstrar a redução expressiva do número de bactérias metabolicamente viáveis após o período de selamento.[41-43] Resultados semelhantes foram encontrados recentemente em uma metanálise avaliando o efeito de selantes dentários sobre o nível de contaminação bacteriana de lesões de cárie.[44]

Mertz-Fairhurst e colaboradores[38] avaliaram por 10 anos restaurações resinosas seladas, confeccionadas sobre tecido cariado, em lesões de cárie restritas à metade externa da espessura da dentina. O preparo cavitário se restringiu à confecção de um bisel em esmalte. O sistema de sulcos e fissuras recebeu tratamento com selante resinoso. Tais restaurações foram comparadas com restaurações "ultraconservadoras" de amálgama (amálgama adesivo), também seladas, e com restaurações classe I convencionais de amálgama ("extensão para prevenção"). A remoção total do tecido cariado foi realizada nestes dois grupos controle que receberam restaurações de amálgama. Os resultados mostraram que as lesões cariosas seladas permaneceram estacionárias sob as restaurações resinosas ao longo do período experimental, demonstrando a eficácia da terapia em longo prazo. Neste estudo, as restaurações de amálgama convencionais e o selamento das lesões de cárie apresentaram taxas de sobrevivência semelhantes.

Mais recentemente, outros estudos têm acompanhado dentes que receberam selantes resinosos sobre lesões de cárie. Em um ensaio clínico randomizado controlado, comparando o selamento de lesões cariosas e o tratamento restaurador convencional, Giongo[45] demonstrou que nenhuma das lesões seladas apresentou progressão ao longo de 1 ano de acompanhamento. Não foi encontrada diferença significativa entre as taxas de sucesso dos dois grupos avaliados. Os pacientes tratados foram reavaliados após 3 a 4 anos de acompanhamento (Fig. 2.11) e as taxas de sucesso dos dois grupos

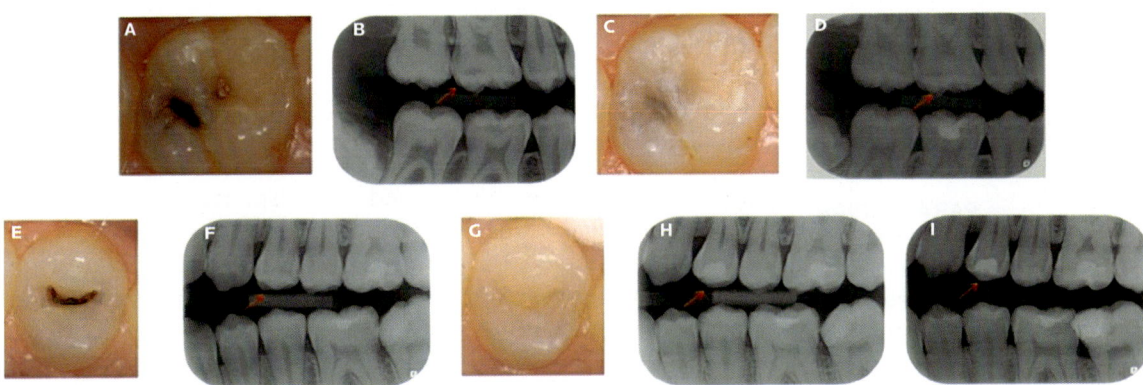

Figura 2.11 – (A) Aspecto clínico e (B) radiográfico inicial de um molar permanente com lesão cariosa na superfície oclusal. (C) A lesão cariosa foi isolada do meio bucal através da aplicação de selante resinoso. (D) Sem progresso no período de acompanhamento de 3 anos. (E) Aspecto clínico e (F) radiográfico inicial de um pré-molar com lesão cariosa na superfície oclusal. (G) Aspecto clínico e (H) radiográfico imediatos após o procedimento restaurador e (I) após 3 anos de acompanhamento.

Fonte: Giongo.[45]

permaneceram estatisticamente semelhantes (dados não publicados). De modo semelhante, Bakhshandeh e colaboradores[46] demonstram que o uso de selantes foi capaz de paralisar a grande maioria de lesões seladas. Neste estudo, que incluiu lesões cariosas com indicação de tratamento restaurador de acordo com os critérios clássicos, 90% das lesões seladas permaneceram com profundidade inalterada ou regrediram após 2 a 3 anos de acompanhamento. Outro estudo recente demonstrou a eficácia do uso de selantes na paralisação de lesões de cárie não cavitadas com envolvimento dentinário por 1 ano[47] e 3 anos de acompanhamento.[48]

CONSIDERAÇÕES FINAIS

Diversas técnicas para o tratamento restaurador de lesões cariosas estão ao alcance do clínico.

Inicialmente, o **risco de comprometimento do órgão pulpar** deve ser avaliado, o que usualmente é feito pela avaliação da profundidade da lesão cariosa em uma radiografia interproximal. Uma vez classificada como lesão de cárie pequena (terço externo da dentina) ou média (metade externa da dentina) profundidade, o selamento da lesão cariosa sem escavação prévia ou a remoção completa de tecido cariado em sessão única são alternativas viáveis. Neste sentido, o selamento de tecido cariado tem se mostrado uma técnica eficaz no controle das lesões, evitando a perda desnecessária de tecido dentário que inevitavelmente ocorre durante o procedimento restaurador.

Caso o profissional julgue que a lesão cariosa está atingindo a metade interna da espessura da dentina e que existe o risco iminente de exposição pulpar durante a confecção do preparo cavitário, o tratamento expectante, o capeamento pulpar indireto e a remoção parcial de dentina cariada são as técnicas disponíveis. Evidências científicas indicam que a remoção parcial de dentina cariada com confecção da restauração em sessão única parece ser a técnica mais apropriada, por reduzir o risco de exposição pulpar, preservar a estrutura dentária e possuir menor custo.

Frente a uma lesão de cárie profunda, é indispensável avaliar as condições do órgão pulpar. As técnicas conservadoras para o tratamento restaurador de lesões cariosas profundas estão indicadas para casos que apresentem sinais clínicos e radiográficos compatíveis com vitalidade pulpar.

ATENÇÃO
Relatos de episódios de dor espontânea prévia podem indicar a presença de inflamações pulpares irreversíveis.

PARA PENSAR
O sucesso das terapias conservadoras dependerá de um adequado diagnóstico pulpar.

3

Tratamento restaurador estético em dentes anteriores

Ricardo Prates Macedo
Eduardo Galia Reston
Adair Luiz Stefanello Busato
Pedro Antonio G. Hernández
Leandro Azambuja Reichert

INTRODUÇÃO

A odontologia, já faz algum tempo, vem se preocupando com a estética dentofacial, pois, de fato, sem os dentes parece ser impossível ao ser humano ter harmonia e sentir-se bem consigo mesmo.

Como se sabe, as pessoas são fruto de uma herança genética em que as características do pai se associam com as da mãe para formar uma nova pessoa, que traz um pouco de cada um. Essa combinação genética, porém, nem sempre resultará em um conjunto harmonioso.

Do ponto de vista da saúde bucal, por exemplo, podem surgir casos de pessoas que possuem um maxilar grande, mas com dentes pequenos, e por isso ficam espaços entre eles; ou indivíduos com dentes demasiadamente grandes para o tamanho da arcada dentária, ocasionando falta de espaço. No primeiro caso, tem-se **diastema**; no segundo, **apinhamento**. Em ambas as situações, a dentística pode corrigir as formas e, em associação com a ortodontia, corrigir as discrepâncias.

Parece ser fato concreto que não existe **autoestima** sem dentes, ou se eles estiverem mal posicionados, escurecidos ou apresentarem formações anatômicas incompletas. Uma dentição harmoniosa e saudável é sinônimo de beleza e saúde. A odontologia tem o importante papel de refazer esse equilíbrio caso ele tenha sido perdido.

O espaço entre os dentes é determinado, entre outras, pelas seguintes razões:

- herança familiar
- inserção do freio labial baixo
- papila incisiva fibrosa

OBJETIVOS DE APRENDIZAGEM

- Conhecer os processos de restauração, reconstruções, reanatomizações e fechamentos de diastemas.
- Identificar os princípios da estética.
- Refletir sobre a relação entre dentística e ortodontia.

LEMBRETE

A situação econômica dos pacientes tem sido uma dificuldade para tratamentos complexos, em razão dos custos altos. Mas muitas correções podem ser efetuadas de maneira simples e eficaz, oferecendo ao paciente grande repercussão social pela melhoria do equilíbrio facial e da autoestima.

> **SAIBA MAIS**
>
> Desde a Grécia antiga, berço da beleza, os estudiosos traçaram parâmetros para construir a beleza facial, relacionada com a corporal. A criação da divina proporção tornou possível mapear fatores importantes para os profissionais que trabalham com a estética. Ao se trabalhar com a divina proporção de Pitágoras, que determina a harmonia existente entre duas partes desiguais (o tamanho do incisivo central em relação ao lateral, por exemplo), obtém-se visualmente uma aparência agradável, simétrica e harmônica (Fig. 3.1).

LEMBRETE

A estética é hoje uma das finalidades da odontologia.

- hábito de colocar a língua entre os dentes
- hábito de colocar objetos entre os dentes
- sucção do lábio
- perda precoce de dentes
- ausência congênita de dentes vizinhos
- anomalias de número, forma e tamanho
- acidentes e traumatismos

Esteticamente, quando for necessário fechar um espaço entre dois dentes, é provável que se tenha de aumentar os dentes próximos, pois estes guardam uma relação de total harmonia de forma, tamanho e cor, fatores relevantes para a sensação de naturalidade.

O sorriso perfeito tem hoje dentes brancos e bem alinhados, o que é passível de ser alcançado, pois, mesmo diante de pequenas perdas ou formação de espaços maiores, o acréscimo de material e a reorganização anatômica – a partir da evolução e revolução ocasionada pelos sistemas adesivos e resinas compostas – possibilitam correções, respeitando as características individuais do paciente.

A principal atividade do cirurgião-dentista sempre foi o tratamento das lesões cariosas. Hoje, com menos cárie, mais cuidados de higienização e conhecimentos de como a doença cárie se instala, os pacientes voltaram sua atenção para a conquista de um sorriso mais bonito e harmônico, e a beleza, que é um fator fundamental de conquista e disputa no cotidiano, transformou a odontologia. Os consultórios e clínicas são visitados em busca de soluções estéticas e não mais exclusivamente para tratamento de dor, ou tratamento endodôntico. Agora se busca melhorar a relação do sorriso com a face, e para isto a odontologia dispõe de regramentos e princípios.

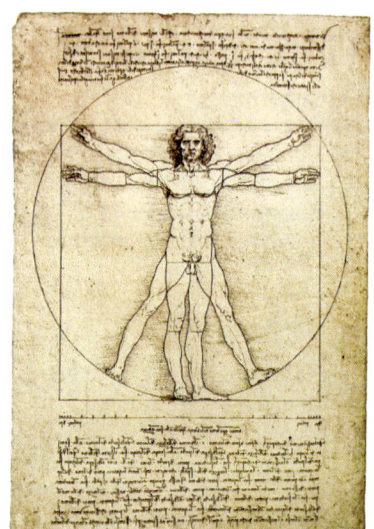

Figura 3.1 – A Divina Proporção de Luca Pacciolo, que serviu de base para as obras de Michelangelo.

PRINCÍPIOS DA ESTÉTICA

Com base em Rufenach[1] e mais recentemente em Mondelli,[2] é possível reconstruir uma beleza inexistente, uma harmonia ausente e transformar a autoestima do paciente. São 12 os **princípios da estética** que podem ser considerados na construção ou devolução da característica dentária.

SEXO: as características físicas masculinas e femininas são diferentes. No homem predominam formas retilíneas, ao passo que na mulher, as formas são arredondadas, suaves, mais delicadas. Essas características de gênero são importantes ao se examinar as características dentais dos pacientes, notadamente a forma e o tamanho dos dentes.

IDADE: a idade exerce grande influência no sorriso. Com o passar do tempo, não só os dentes vão sofrendo desgastes, mas também os suportes musculares modificam a tonicidade, e a desarmonia dentofacial pode ser observada. A perda do bordo incisal (os mamelões) e o desgaste da face vestibular por escovação, atrito ou até mesmo por hábitos, modificam a posição do lábio em relação aos dentes, tornando-se um fator de atenção especial para a odontologia. Quanto mais os pacientes envelhecem com os dentes na boca, detalhes de recontorno e reposicionamento são importantes para disfarçar a passagem do tempo. Neste aspecto, a odontologia e a medicina podem desempenhar um importante papel multidisciplinar.

PERSONALIDADE: historicamente, o homem sempre teve um perfil mais aventureiro. Quando conquistar mares e expandir fronteiras era sinal de poder, os homens saíam em busca de lugares desconhecidos e usavam até mesmo de violência para obter seus intentos. As faces cobertas por pelos, os dentes escurecidos e os cabelos longos passavam a impressão de que os navegadores eram agressivos e perigosos. Embora esses parâmetros já não tenham mais validade atualmente, sabe-se que é do passado que vem essa ideia de que os homens são mais agressivos, enquanto as mulheres são mais dóceis, e de que os dentes podem demonstrar uma certa agressividade, especialmente em função do tamanho dos caninos. Hoje são os adornos, *piercings*, anéis, tatuagens que trazem informações sobre a característica individual. O clareamento dental tem sido um fator de igualdade entre os sexos.

FORMA: a forma do dente é igual à forma da face e estas coincidem com a forma do rebordo de cada paciente. Este princípio de notável coincidência foi e é utilizado pela prótese total até hoje. Além de fatores como cor dos olhos e cor do cabelo, o determinante para a escolha da forma dos dentes é a forma da face. Assim, Frush e Fisher[3] já diziam que esta reciprocidade anatômica é fundamental para o equilíbrio da relação dente/face. Tal verdade também convive hoje na odontologia restauradora, de modo que não pode ser deixada de lado na hora de construir um sorriso perfeito.

POSIÇÃO: os dentes ocupam espaços estratégicos na cavidade bucal. Não só por que desempenham papéis diferenciados, mas também por que suportam a posição do lábio, especialmente o superior. Assim, a ordenação sequencial possibilita aos incisivos centrais superiores ocupar as posições mais centrais, seguidos pelos laterais, caninos, pré-molares e molares. Por inúmeras razões, entre as quais hereditariedade, perda precoce e ausência congênita, encontrar pacientes com ausência de dentes tem se tornado comum, o que pode provocar um movimento dentário, no qual um dente ocupa o espaço de outro. Cria-se uma quebra da harmonia da arquitetura dentária. É preciso, então, que dentes sejam transformados, ou que movimentos ortodônticos sejam executados, para reposicionar os dentes. Com a reanatomização ou a colocação de dentes artificiais, é possível refazer a organização perdida.

ALINHAMENTO: posicionados correta e adequadamente, os dentes se alinham sobre o rebordo alveolar de tal maneira que de anterior para posterior posicionam-se de forma que exista um espaço entre a vestibular dos dentes e a face interna da bochecha, espaço este escuro e contrastante, que vai formar o corredor bucal. O mau posicionamento leva os dentes a avançarem para vestibular, invadindo este espaço e perdendo a harmonia, o que é identificado como perda do corredor bucal. É um espaço de extraordinária importância estética, pois, quando não está presente, deixa a sensação de que existem mais dentes do que o necessário.

SIMETRIA: os diferentes segmentos do corpo humano, lado direito e lado esquerdo, devem apresentar semelhança, o que nem sempre ocorre. Mínimas diferenças podem ser percebidas, recebendo o nome de assimetria. A simetria é importante sobretudo na face, pois beleza é sinônimo de harmonia. Os dentes também podem ser minimamente diferentes, todavia, se esta diferença for acentuada, caracteriza-se uma perda de equilíbrio. A odontologia pode, com o aumento dos diâmetros dentários, contornar esse problema. Alterar o comprimento e/ou a largura dos dentes faz parte hoje do contexto restaurador estético.

TEXTURA: quando irrompem na cavidade bucal, os dentes trazem consigo uma superfície irregular, na qual podem ser observados aspectos como os mamelões incisais, os sulcos vestibulares e caracterização semelhante às impressões digitais, chamadas **periquimáceas**. Com o passar do tempo, atos abrasivos, como o uso de bebidas carbonatadas, ou até mesmo a escovação, vão deixando a superfície mais lisa e brilhante. É altamente relevante que se considere no ato restaurador a idade do paciente e que tipo de influência esses fatores exerceram sobre a textura da face vestibular. Dente jovem é liso e irregular; já o dente mais antigo é liso e brilhante.

PROPORÇÃO: desde a mais remota informação sobre estética, talvez originada da Grécia, ou então na Roma antiga, os traços proporcionais sempre foram considerados indispensáveis para se alcançar uma sensação de prazer visual. Assim, templos, obras de arte, praças majestosos e inúmeros desenhos eram idealizados em proporção. Foi Pitágoras que imortalizou as formas proporcionais ao encontrar um número perfeito: a proporção áurea, em que o efeito visual é progressivamente menor e matematicamente possível de ser medido. A ordenação sequencial dos dentes permite a aplicação desta regra genial, segundo a qual a largura do incisivo central superior é, proporcionalmente, 1,618 maior do que o incisivo lateral. Seguindo-se a proporção áurea, a medida do incisivo lateral é proporcionalmente 0,618 menor do que o incisivo central, de maneira que o incisivo central possa ser totalmente visto, assim como o lateral. Mas, a partir

TABELA 3.1 — Tabela de proporções dentárias criada por Gonzales[4]

	Largura (mésio-distal) %	Comprimento (inciso-cervical) %
Incisivo lateral superior	75	88
Canino superior	90	95
Incisivo central inferior	60	90
Incisivo lateral inferior	65	95
Canino inferior	75	100

do canino, a visibilidade da face vestibular vai sendo progressivamente perdida, o que, em associação com a posição, cria o corredor bucal e a beleza infinita dos dentes. Para Gonzáles, a proporção média entre os seis dentes anteriores pode ser construída, tal como colocado na tabela por ele proposta (Tab. 3.1).

OPACIDADE: a estrutura dentária é composta de esmalte (transparente); dentina (translúcida), na qual se encontram túbulos dentinários e pequenos canalículos secundários; além de água, o que produz reflexão e profundidade visual. A opacidade é dada pelos tons de cinza. Algo totalmente opaco impede a passagem da luz e algo totalmente transparente permite a passagem total da luz. Assim, a superposição do esmalte e da dentina faz do dente uma estrutura translúcida, com áreas mistas, como é o caso do bordo incisal, notadamente em pacientes jovens, cujos mamelões ainda estão presentes. Todos os dentes apresentam opacidade, translucidez e transparência, em diferentes graus e intensidade, e é isto que vai formar o visual final.

TRANSLUCIDEZ: *trans* significa passagem; *lucidez significa* luz; portanto, translucidez significa a passagem de luz pelo objeto alvo da observação. O dente é um elemento fundamentalmente translúcido, pois parte da luz projetada é absorvida, parte é refletida e ainda uma terceira porção é defletida, o que significa que se perde em todas as direções. Este fenômeno de luz é o responsável pela tonalidade dos dentes, o que, em combinação com a opacidade, vai criar o matiz, que é a cor dos dentes. Na recuperação de frações perdidas de esmalte e de dentina, é importante que este efeito seja reproduzido, colocando-se a dentina com um material mais opaco e o esmalte com um material mais transparente. O resultado final será a translucidez.

COR: é o que se vê. Os dentes geralmente apresentam quatro cores: branco com tons de amarelo; amarelo com tons de branco; cinza com tons de amarelo e amarelo com tons de cinza escuro, caracterizando as cores B-A-C e D. A composição da cor tem como predominância o **matiz**, que significa a cor propriamente dita, por exemplo, azul, amarelo, verde. No Sistema de Cor de Munsell também se diz que o matiz é a observação da cor pelo comprimento de onda. Cada matiz tem um **croma**, e isto deve ser entendido como tonalidade de cada matiz ou cor, por exemplo, azul claro, azul turquesa, azul noite, azul marinho, etc. Ao transpor esses conceitos para a odontologia, isso significa dizer que a cor A tem tonalidade distribuída em A1, A2, A3, A3.5, e assim com as demais cores. Para completar, tem-se o **valor**, que pode ser definido como o brilho das cores, e o principal responsável por esta propriedade é o tom cinza, pois ele determina o efeito espelho. É este item que possibilita vitalidade ao dente. Outro aspecto importante em estética é a harmonização da forma da face com a forma do rebordo, o que coincide com a forma do dente. Para que a estética seja perfeita, é indispensável que haja uma coincidência nestes três aspectos, conforme sugerido por Douglas (Figs. 3.2 e 3.3).[5]

Em termos de estética, é importante também levar em conta a proposição de Frush e Fisher,[6] o chamado **fator SPI** (sexo, idade e personalidade). Os dentes, assim como a idade cronológica, apresentam desgastes, pequenas variações de cor e mudança de convexidades, e é necessário levar isto em conta para se ter uma aparência equilibrada da arquitetura dentária e facial (Fig. 3.4).

Por outro lado, também é possível produzir disfarces na largura e comprimento dos dentes. A Figura 3.5 mostra que o aumento ou a diminuição da convexidade mésio-distal e inciso-cervical, pode causar esse efeito.

ALTERAÇÕES ESTÉTICAS POR PRESENÇA DE CÁRIE E/OU FRATURA DENTÁRIA

Não só pelo fato de estarem localizadas no segmento anterior, mas principalmente por participarem ativamente da guia incisal, as cavidades de classe IV assumem importância fundamental. Elas devem ser entendidas como aquelas que **ocorrem por processos cariosos ou ainda por fraturas acidentais,** hoje bastante comuns (Figs. 3.6 e 3.7).

As restaurações dos ângulos atingidos sempre representaram um passo de extrema dificuldade para a dentística restauradora, em razão da forma de retenção e dos materiais restauradores disponíveis no passado. Em geral, quando os profissionais se deparavam com este tipo de cavidade, a primeira ideia era executar uma restauração metálica com faceta estética, as chamadas **coroas fenestradas**, ou ainda construir coroas em metal, por exemplo, em ouro, como na Figura 3.8.

Na verdade, o primeiro material estético utilizado para a reconstrução dos ângulos foi o cimento de silicato. Todavia, este material não apresentava resistência satisfatória, fraturando-se com extrema facilidade, dadas as suas características.

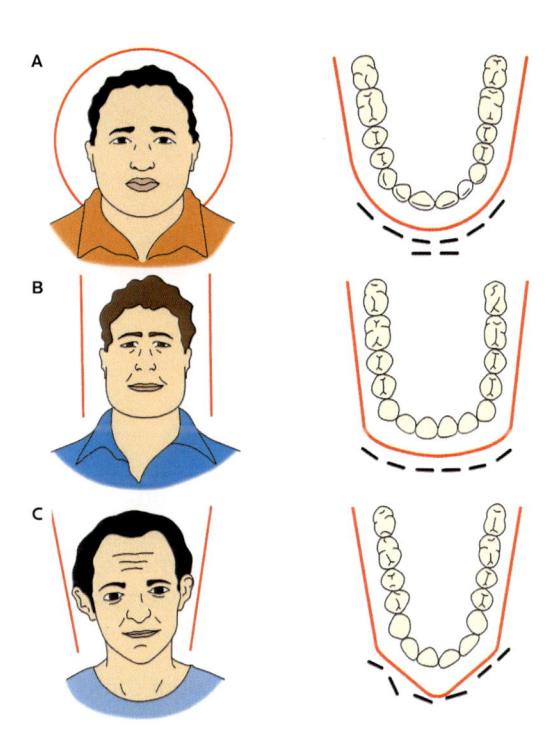

Figura 3.2 – Segundo Douglas, a forma da face, a forma do rebordo e a forma do dente devem guardar absoluta simetria.

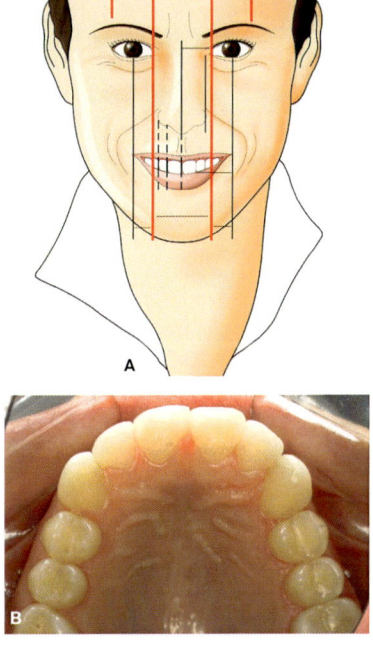

Figura 3.3 – Segmentos faciais importantes para definir o tamanho dos dentes.

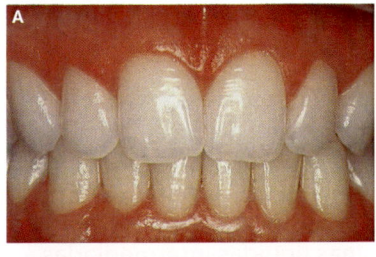

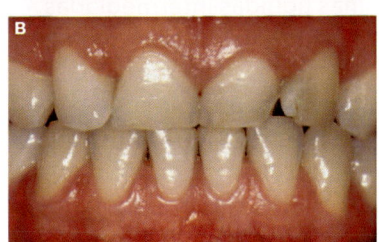

Figura 3.4 – Dentes jovens e dentes adultos e envelhecidos. Textura superficial.

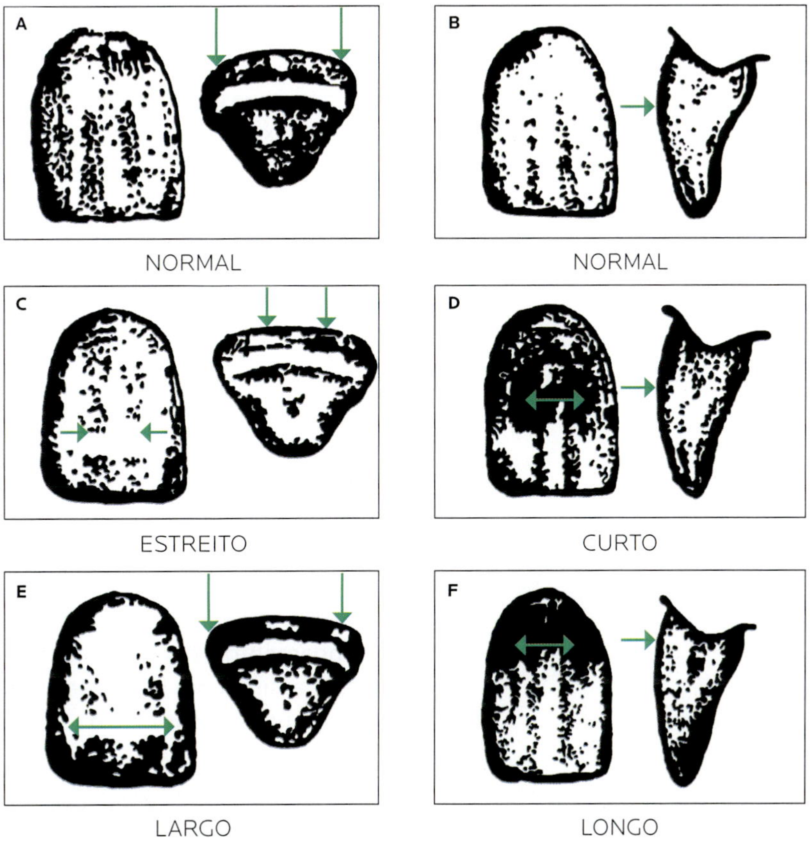

NORMAL

NORMAL

ESTREITO

CURTO

LARGO

LONGO

Figura 3.5 – Inclinação mésio-distal e inciso-cervical falseando o tamanho e a largura.

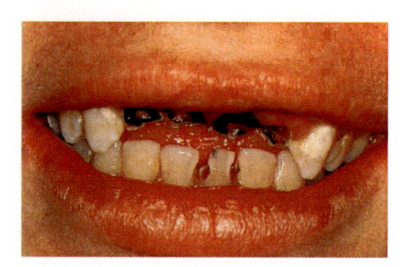

Figura 3.6 – Perda de estética por cárie.

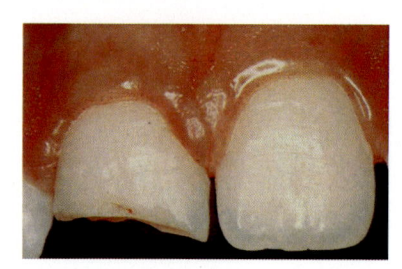

Figura 3.7 – Perda de estética por fratura dentária.

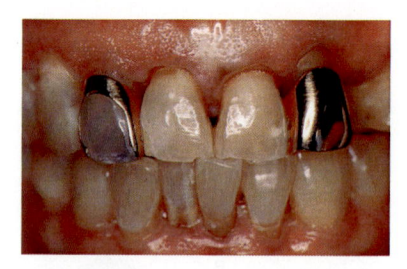

Figura 3.8 – Coroas fenestradas ou totais utilizadas para restaurar perda de ângulos incisais.

Com o surgimento das resinas acrílicas, por volta de 1936, na Alemanha, um passo decisivo se iniciava em direção à possibilidade de se construir restaurações duráveis mecanicamente, funcionalmente aceitáveis e esteticamente agradáveis. Muito tempo ainda haveria de se passar até que este momento fosse verdadeiramente alcançado.[7]

Como se sabe, as primeiras resinas tinham um comportamento altamente deficiente em termos de resistência, não só ao desgaste, mas também, e até em maior escala, em relação ao manchamento.

Foi a partir dos trabalhos de Buonocore[8] que o condicionamento ácido do esmalte foi proposto, como forma de retenção, evitando-se, assim, a confecção de retenções mecânicas, as quais provocam a remoção de dentina sadia.

Os primeiros resultados foram pouco animadores, até mesmo porque ainda não existiam os agentes de união para fazer a ligação entre a estrutura dentária e o material restaurador, e a forma de retenção ainda era baseada na colocação de pinos.

Retief[9] recomendou a utilização de resinas líquidas intermediárias, uma vez que elas penetrariam no interior do esmalte condicionado, criando os *tags*, que nada mais são do que prolongamentos que se estendem para o interior do esmalte condicionado. Alguns questionamentos passaram a ser feitos, especialmente quanto à qualidade da nova forma de retenção e notadamente sobre como se daria a interação entre a resina líquida e o dente. Na verdade, o condicionamento ácido remove parte da superfície mineralizada, criando espaços entre as cabeças e as caudas dos prismas por ação seletiva. A colocação de um material líquido imediatamente após a lavagem leva o agente líquido, pela elevação da energia de superfície, a penetrar profundamente no interior dos prolongamentos, ocupando espaços e então se polimerizando, criando, assim, uma rede interna no esmalte, a chamada **forma de retenção por adesão física**.

Mesmo assim, a associação da técnica do condicionamento ácido com os pinos continuava sendo proposta. Em 1979, Komatzu e Russo,[10] que já recomendavam para cavidades de classe III e V apenas a retenção por meio de descalcificação por ácidos, propuseram a mesma metodologia clínica para restaurações de cavidades de classe IV, recomendação que também já havia sido feita por Ward e colaboradores.[11]

Em 1975, Silverstone e colaboradores[12] descreveram que, ao se condicionar o esmalte, este reagiria de forma diferenciada, dependendo da posição dos prismas de esmalte. Uma posição longitudinal provocaria um efeito menor, comparativamente, se os prismas estivessem em posição transversal. O desgaste do esmalte superficial poderia melhorar este posicionamento, razão pela qual passou a sugerir o biselamento do esmalte na área do ângulo cavo-superficial.

Na medida em que, além do condicionamento ácido, passou-se a ter os agentes de união e a melhoria da capacidade de ataque do ácido fosfórico por desgaste do esmalte, grande perspectiva se apresentava para a construção de restaurações mais adequadas sob o ponto de vista estético. Com esta preocupação, Garone Neto e Garone Filho[13] estudaram a superfície do esmalte através do Microscópio Eletrônico de Varredura, e demonstraram a importância de este ser desgastado (biselado). Também concluíram que o **bisel**, até então proposto por razões estéticas, na realidade cumpria um papel muito mais importante: determinava, por si só, a forma de retenção da cavidade, evidentemente associado ao condicionamento ácido e agentes de união.

Galan[14] demonstraram em estudo de laboratório que não há diferenças entre os tipos de preparo ombro e bisel. Quanto à extensão dos preparos, 1/4, 1/2 e 1/1, igualmente não foram observadas diferenças significantes, o que permite concluir que, nestes casos, a preferência deveria recair sobre os preparos mais conservativos. Mondelli e colaboradores[15] recomendam o uso de bisel com inclinação de 45° e término em chanfrado, o que ocasiona uma melhor definição da borda da restauração.

Na opinião dos autores deste capítulo, as cavidades de classe IV podem ser construídas **sem o uso de matriz**. Isto significa que a resina composta pode ser colocada em camadas, à mão livre, com o auxílio de uma espátula metálica e alisada com um pincel. É indispensável para esta técnica o uso de separador mecânico de Ivory, Elliot ou tiras de borracha com colocação prévia, o que possibilita a criação de espaço para a colocação de resina composta e a confecção do ponto de contato. O acabamento e o polimento igualmente devem ser executados com o afastador em posição.

Entretanto, as restaurações, especialmente em dentes com pouca cromaticidade, podem ser construídas com matrizes especiais, do tipo coroa total, *Strip Crown*. Apesar de a técnica ser muito simples, colocar o volume de resina todo de uma única vez pode ser desfavorável, uma vez que a contração de polimerização ocorrerá sobre o dente. Uma alternativa seria desgastar a face vestibular feita em resina e pintar com as cores escolhidas, para melhor adaptação, caso seja necessário. O material também pode ser colocado em incrementos, e o posicionamento da coroa ocorrer apenas quando da colocação da última camada.

RESTAURAÇÕES E/OU RECONSTRUÇÕES EM DENTES ANTERIORES (CAVIDADES DE CLASSE IV)

Uma variação para as grandes cavidades da classe IV – que até recentemente eram restauradas com uma prótese unitária, ou com preparos especiais em que uma contraplaca metálica servia como forma de retenção para uma faceta estética, as chamadas coroas fenestradas – é, sem dúvida, a reconstrução em resina composta. Muitas vezes, dispõe-se praticamente apenas de raízes, ou pequenas porções de coroa, as quais aparentemente não suportariam a confecção de uma restauração de tamanha complexidade. Na verdade, a técnica do condicionamento ácido permitiu uma grande evolução nos conceitos restauradores. Hoje, já não há mais a necessidade de esmalte para restaurar um dente com resina composta. A partir das investigações que mostraram a possibilidade de a dentina participar da forma de retenção por meio de adesivos dentinários, esta alternativa passou a ser estudada, pesquisada e finalmente aplicada, especialmente para aqueles pacientes cuja condição social não permite a execução de uma restauração com um custo elevado, como é o caso de restaurações de porcelana, ou até mesmo de restaurações metalocerâmicas.

Na odontologia adesiva, tornou-se possível o uso de resinas compostas em grandes restaurações diretas, uma vez que a retenção obtida em dentina se soma àquela obtida em esmalte, independentemente de ser biselado ou não, e isto torna possível a indicação clínica, resolvendo também um problema de custo operacional, uma vez que restaurações diretas têm menor custo do que as indiretas.

Colagens autógenas
Utilizam fragmento do próprio paciente.

Colagens homógenas
Utilizam fragmento do banco de dentes humanos.

As Figuras 3.9 a 3.28 mostram a técnica de recuperação de grande quantidade de estrutura dentária em dentes fraturados por queda, sem a recuperação dos fragmentos, a qual, se tivesse ocorrido, seria por meio da técnica de colagem dentária. A técnica incremental possibilita a utilização de diferentes cores, pigmentos e caracterizações, que resultam em uma restauração bastante próxima à realidade clínica. Outra alternativa para as perdas de estrutura dentária é a **colagem**, que pode ser autógena ou homógena.

As Figuras 3.29 a 3.48 apresentam a situação clínica de um paciente com 11 anos de idade que sofreu um acidente durante prática esportiva, ocasionando fratura coronária com extensão para cervical no dente incisivo central superior esquerdo.

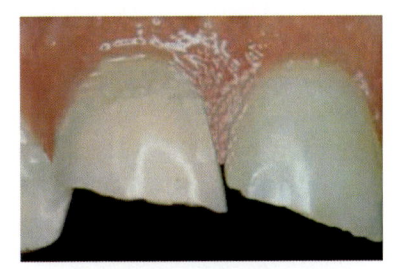

Figura 3.9 – Dentes fraturados.

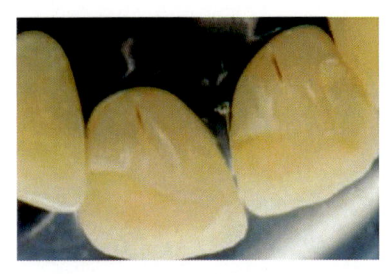

Figura 3.10 – Extensão da fratura por palatino.

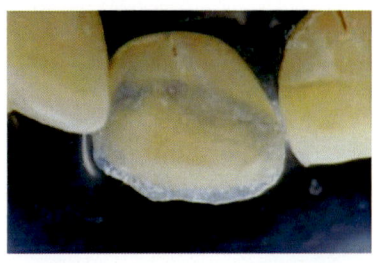

Figura 3.11 – Condicionamento ácido.

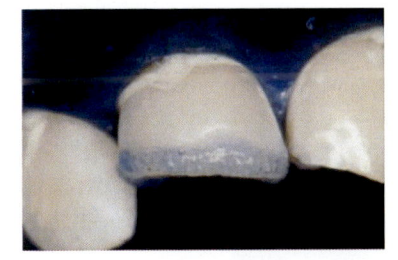

Figura 3.12 – Condicionamento ácido sobre o bisel.

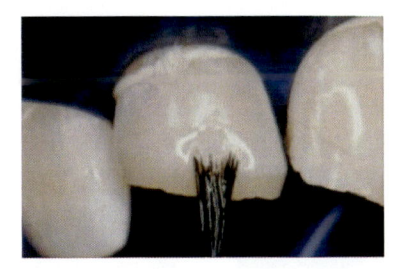

Figura 3.13 – Aplicação do adesivo.

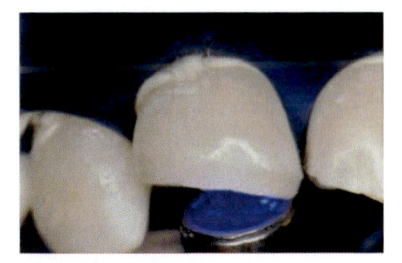

Figura 3.14 – Polimerização de adesivo.

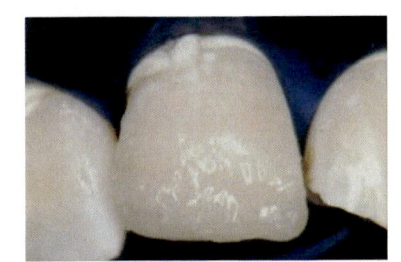

Figura 3.15 – Primeira camada de resina opaca colocada.

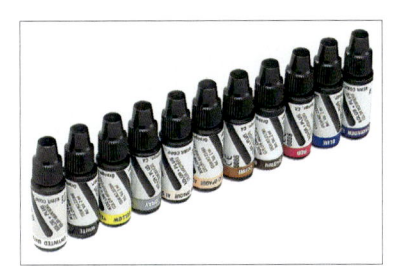

Figura 3.16 – Tintas para caracterizar.
Fonte: Kolor+Plus® Resin Colour Modifier.[16]

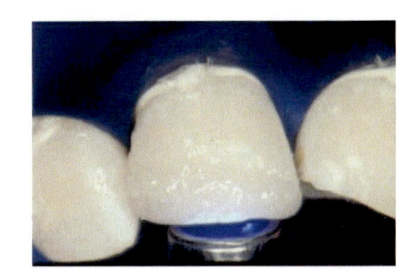

Figura 3.17 – Polimerização de tintas.

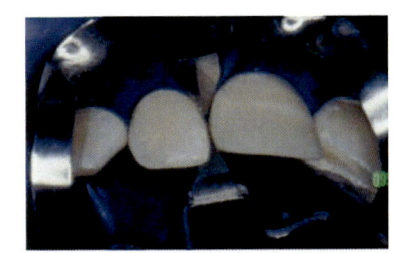

Figura 3.18 – Separador em posição para a construção da face proximal.

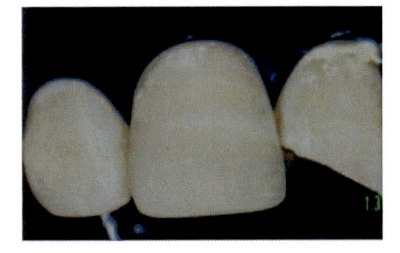

Figura 3.19 – Resina de esmalte colocada e aplicada com pincel.

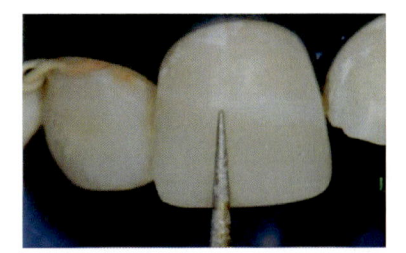

Figura 3.20 – Acabamento inicial com ponta diamantada de granulação fina.

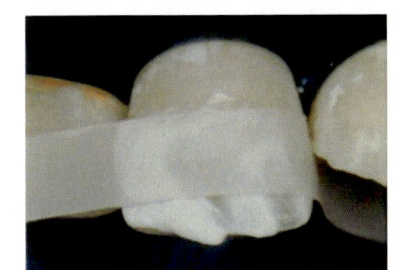

Figura 3.21 – Polimento com tiras de poliéster e pasta de granulometria fina.

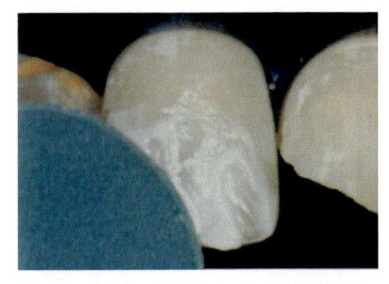

Figura 3.22 – Polimento com discos Sof-lex™.

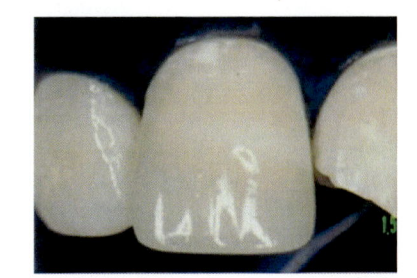

Figura 3.23 – Aplicação de um glazeador para selar a superfície.

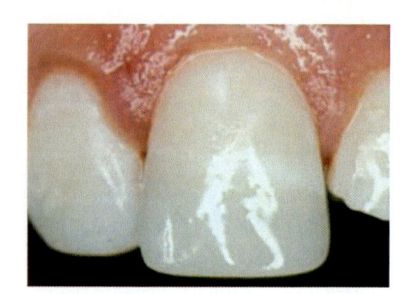

Figura 3.24 – Aspecto clínico imediato.

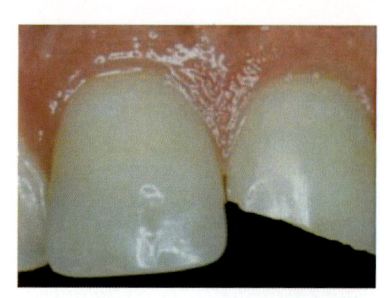

Figura 3.25 – Após uma semana foi feita a restauração do dente análago.

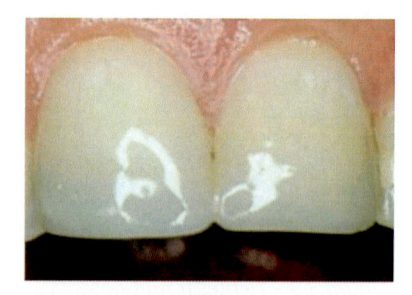

Figura 3.26 – Aspecto clínico final imediato.

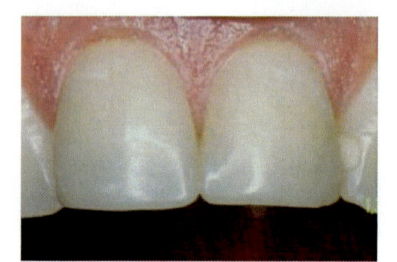

Figura 3.27 – Aspecto clínico após dois anos.

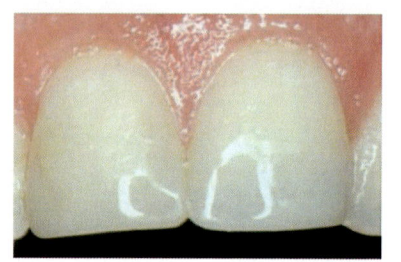

Figura 3.28 – Repolimento e aplicação de glazeador.

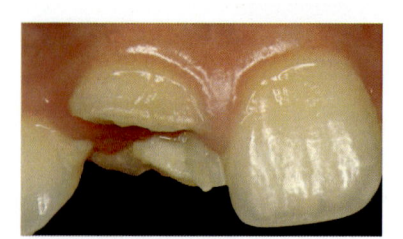

Figura 3.29 – Paciente do sexo masculino, 11 anos de idade, fraturou o elemento dentário 11 jogando futebol.

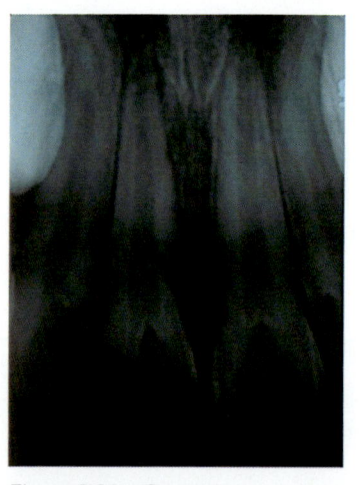

Figura 3.30 – O exame radiográfico mostra que o dente 11 apresenta rizogênese incompleta e fratura no terço cervical da raiz.

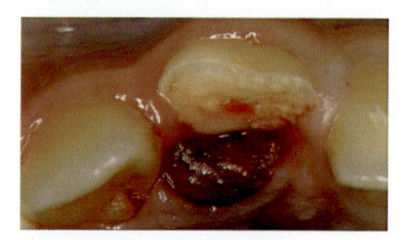

Figura 3.31 – Após anestesia infiltrativa, realizou-se o descolamento gengival e removeu-se o fragmento, evidenciando uma pequena exposição pulpar.

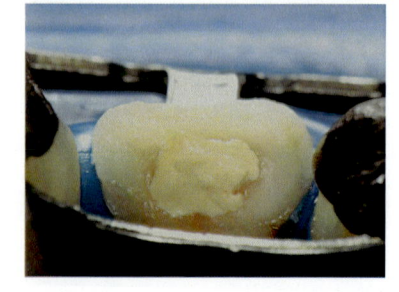

Figura 3.32 – Foi realizado isolamento absoluto com grampo 212 e auxílio de godiva de baixa fusão para estabilizar o grampo. Realizada curetagem pulpar com aplicação inicial do pó de hidróxido de cálcio e, sobre este, cimento de hidróxido de cálcio.

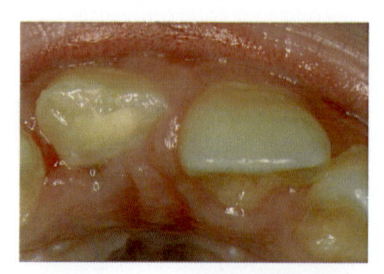

Figura 3.33 – Proteção pulpar final com inserção de cimento de ionômero de vidro. Esta imagem foi registrada 7 dias após a remoção do fragmento.

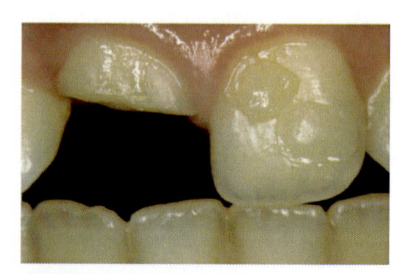

Figura 3.34 – O procedimento restaurador foi iniciado com a escolha da cor.

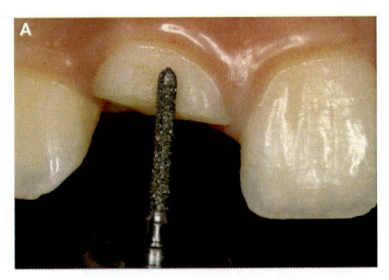

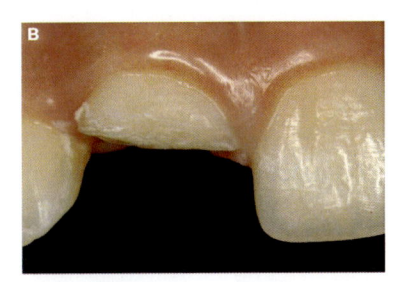

Figura 3.35 – Realizado de bisel com ponta diamantada 3216 para mascarar a interface resina / dente.

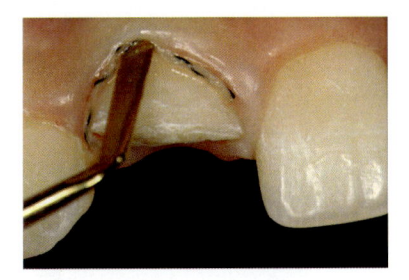

Figura 3.36 – Inserção de fio retrator 000 no sulco gengival.

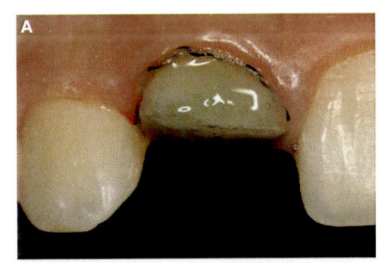

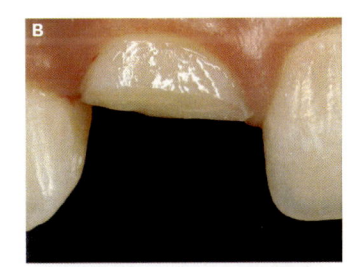

Figura 3.37 – Condicionamento ácido e, após a lavagem, aplicação do adesivo dentinário.

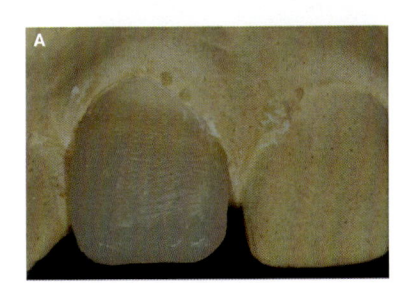

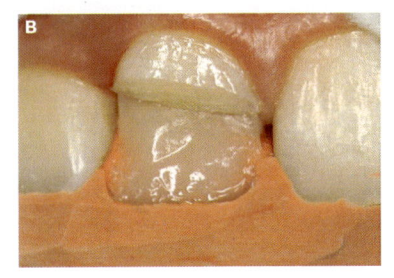

Figura 3.38 – A partir de um modelo encerado, foi realizada uma muralha com silicona de adição, que serviu de anteparo na reconstrução dental. A primeira camada correspondente ao esmalte palatino foi confeccionada com a matriz em posição.

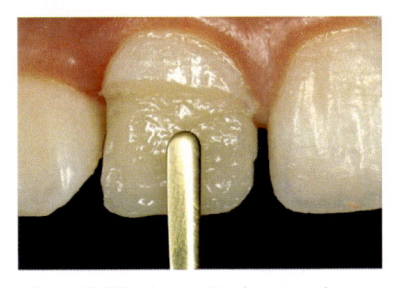

Figura 3.39 – Inserção de camada de resina Opallis (FGM®) opaca (A3 Dentina) em toda extensão, e a maior espessura foi colocada no terço cervical e menor no terço incisal.

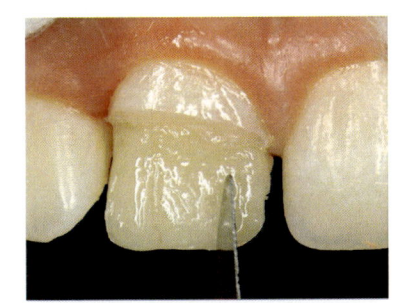

Figura 3.40 – Com o auxílio de uma espátula Safident foi possível demarcar os mamelões sobre a resina opaca.

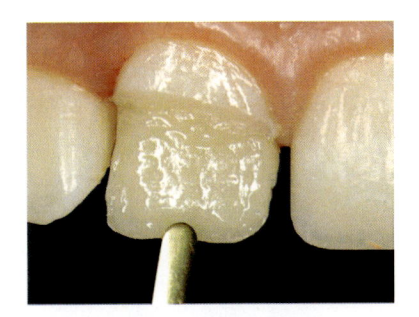

Figura 3.41 – Incremento com resina T Blue Opallis (FGM®) para reproduzir o efeito azulado encontrado no bordo incisal

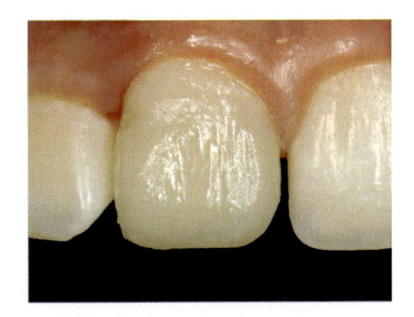

Figura 3.42 – Resina Opallis (FGM®) A2 Esmalte aplicada e polimerizada.

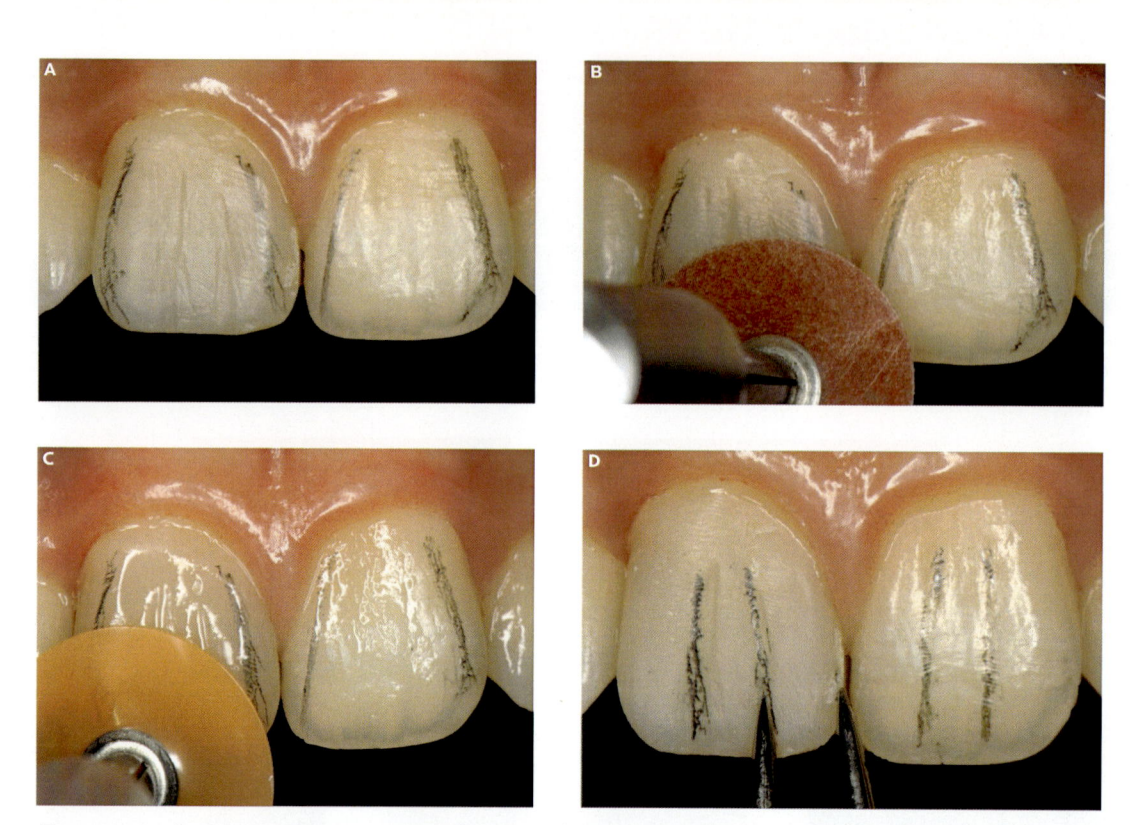

Figura 3.43 – (A, B e C) Acabamento com disco soflex (3M ESPE™) de granulação fina e decrescente. (D) Verificação da simetria entre os lóbulos.

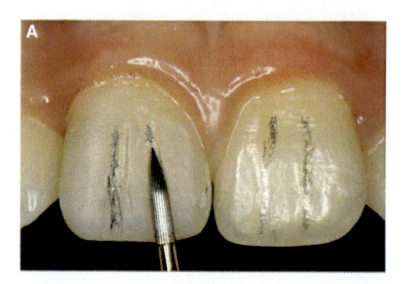

Figura 3.44 – (A) Texturização vertical e (B) horizontal para estabelecer a simetria textural.

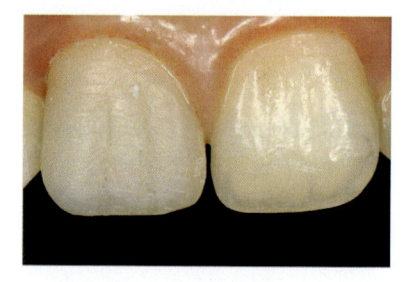

Figura 3.45 – Texturização superficial de acordo com o dente análogo e de acordo com a idade do paciente.

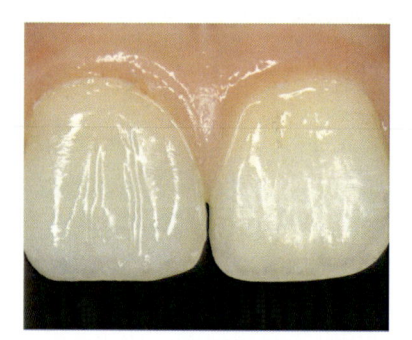

Figura 3.46 – Restauração.

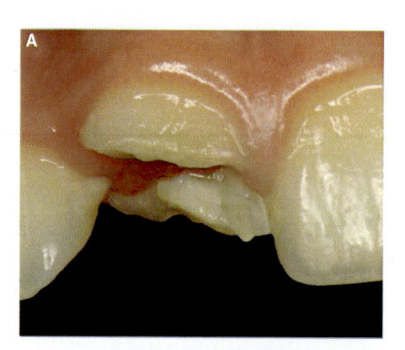

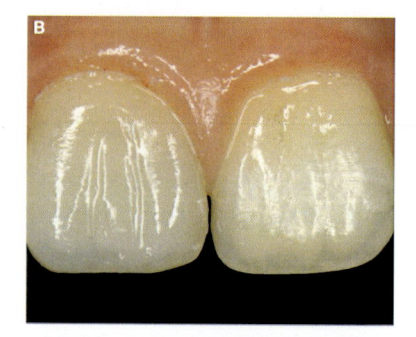

Figura 3.47 – Antes e depois da restauração do dente 11. O retorno do paciente em uma semana é importante para eventuais reparos.

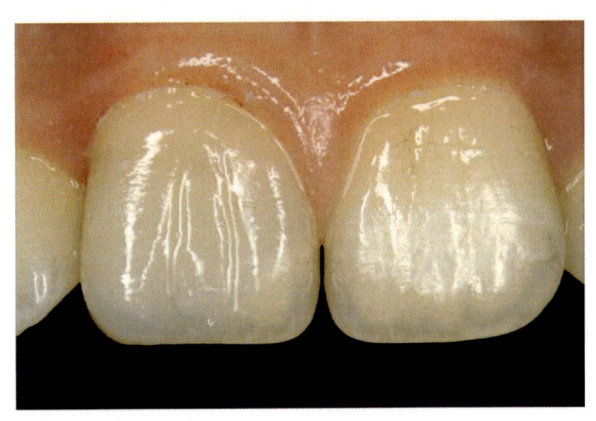

Figura 3.48 – Aspecto final da restauração.

FECHAMENTO DE DIASTEMAS

Restaurações atípicas podem ser definidas como restaurações nas quais não se encontra processo carioso. Sua principal indicação é para melhorar a estética, seja por presença de **espaços interdentários** (diastemas) ou por **formação anatômica incorreta** (dentes conoides). Ainda é possível encontrar ausência de dentes e posicionamento incorreto de caninos, por exemplo, que levam à desarmonia estética, e nesses casos a transformação da anatomia original pode ser a solução mais conveniente.

Os diastemas sempre foram um problema para a dentística restauradora. Grandes espaços exigem a movimentação ortodôntica, nem sempre possível, em função dos custos e do tempo necessário para o fechamento.

Com o surgimento das resinas compostas, a qualidade estética das restaurações cresceu significativamente, e os tratamentos, que até então se limitavam à confecção de restaurações metálicas fundidas, se modernizaram, especialmente do ponto de vista estético; a redução dos custos tornou-se um outro fator importante.

A forma de retenção para essas restaurações depende da extensão do espaço, todavia, basta o biselamento do esmalte seguido de condicionamento ácido. Se eventualmente houver dentina exposta, esta deverá ser tratada com *primer,* posteriormente à colocação do agente de união, pois em caso de somente o esmalte estar exposto, o *primer* não precisará ser utilizado.

É importante saber os tamanhos aproximados dos dentes, pois tanto os dentes demasiadamente largos podem ser um problema quanto os dentes com tamanhos reduzidos. A desproporção para mais ou para menos pode igualmente ser uma discrepância estética de grande relevância.

Uma constatação clínica bastante evidente é que os espaços surgem entre os incisivos centrais superiores, e dependendo do espaço torna-se difícil obter um resultado harmonioso. Nesses casos, fechar totalmente pode não estar recomendado, mas sim a diminuição do espaço, o que cria uma resposta bastante satisfatória.

Os espaços entre os dentes laterais superiores, o segundo tipo mais comum de diastemas, são mais fáceis de serem corrigidos, uma vez que, como os laterais são mais estreitos que os centrais, a combinação fica facilitada. Como o lateral possui um diâmetro mésio-distal de aproximadamente 88% do incisivo central, aumentá-lo até cerca de 95% pode provocar bons resultados. O que não seria conveniente é deixar o lateral com a mesma largura do central, pois certamente se teria uma **perda de profundidade** muito acentuada.

Um problema decorrente da técnica de fechamento de diastema, não sendo uma contraindicação, é o contato do material restaurador com a gengiva marginal livre. Se por um lado, quanto mais próxima a restauração estiver da área gengival melhor será o disfarce, por outro, os riscos de dificultar a higienização podem ser mais evidentes. É importante que haja espaço para a passagem do fio dental entre a borda da restauração e a gengiva, permitindo então uma fácil limpeza. Esta relação é conseguida quando, ao se executar a restauração, o material restaurador tocar levemente no lençol de borracha, o qual traciona levemente o tecido gengival para apical e, ao ser retirado, determina um contato leve, sem desarmonia estética e com facilidade de higienização.

É evidente que além dos diâmetros, que devem ser avaliados e estabelecidos em conformidade com os naturalmente encontrados, a forma dos dentes, bem como a cor, são complementos importantes para a finalização do trabalho. Assim, é possível criar algumas características que darão mais naturalidade. Se o paciente for do sexo feminino, os dentes devem ser mais arredondados; se o paciente for masculino, o dente deve ter a superfície vestibular mais plana, detalhe que dará sensação de dente mais largo.[17]

O caso clínico visto nas Figuras 3.49 a 3.57 mostra a recuperação estética em um paciente de 28 anos de idade com discrepância dentoalveolar hereditária.

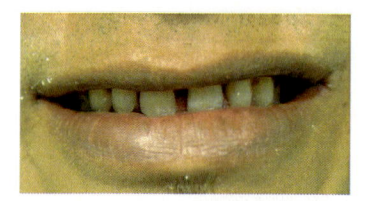

Figura 3.49 – Diastemas dentários, provavelmente originados de herança genética.

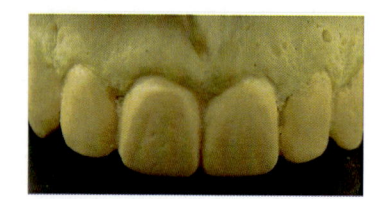

Figura 3.50 – Planejamento estético. Modelo para a construção do guia de silicona e para estabelecer a harmonização dentária.

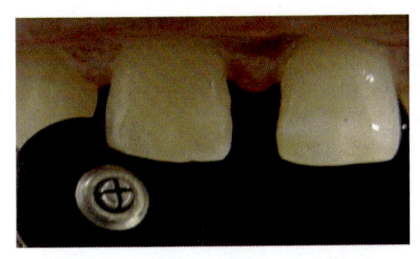

Figura 3.51 – Biselamento com discos de papel. A remoção da camada aprismática é importante para a adesão.

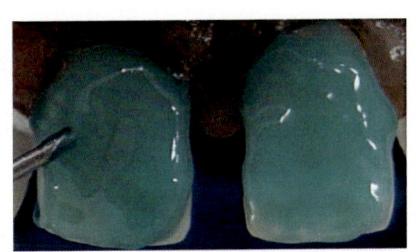

Figura 3.52 – Condicionamento ácido por 30 segundos.

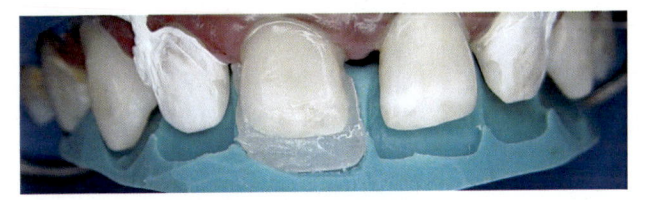

Figura 3.53 – A guia obtida é colocada em posição para iniciar o processo restaurador. A face palatina é realizada em resina de esmalte translúcida. Observe a proteção dos dentes laterais com fita veda rosca.

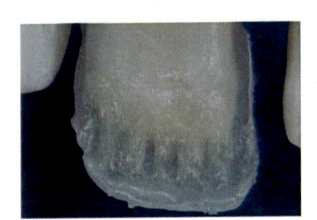

Figura 3.54 – A primeira camada de resina corresponde ao esmalte palatino. A colocação de resina opaca de dentina segue as linhas dos mamelões.

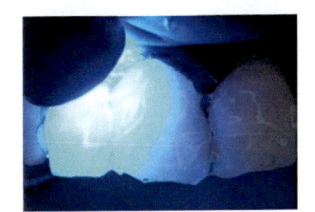

Figura 3.55 – A cada camada de resina, a polimerização deve ocorrer por 20 segundos.

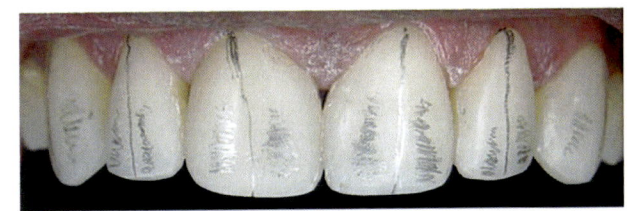

Figura 3.56 – Forma anatômica estabelecida. Texturização da superfície.

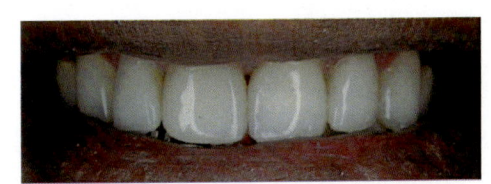

Figura 3.57 – Aspecto final após acabamento e polimento.

As Figuras 3.58 a 3.68 mostram o caso clínico de uma paciente do sexo feminino, 17 anos, cuja principal queixa era a forma e a cor dos dentes. O resultado do tratamento estético deixou a paciente muito feliz e emocianada, levando o profissional que a atendeu a criar o poema publicado ao lado.

> Estética não se explica,
> Se justifica.
> Estética não é valor,
> É intensidade.
> Estética é brilho
> No olhar,
> É ter brilho para olhar.
> Estética é paixão,
> Mas tambem é razão.
> Estética é espanto,
> Mas é encanto.
> Estética é beleza,
> Ou é a beleza que está
> Na estética.
> Por isto estética
> Não tem preço,
> Mas apreço.
>
> *Adair Luiz Stefanello Busato*

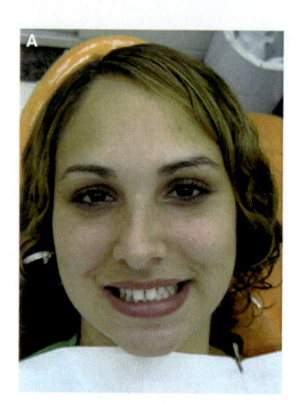

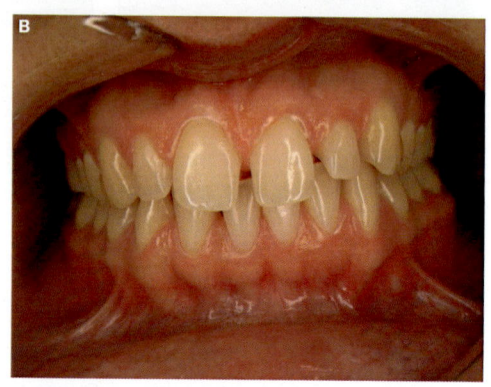

Figura 3.58 – Aspecto inicial da paciente, que apresentava queixa de inconformismo com a forma e a cor dos dentes.

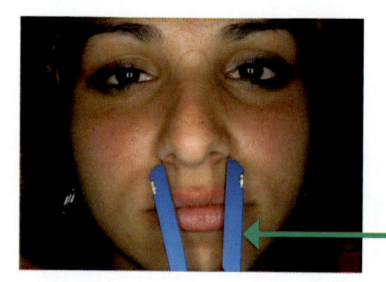

32 mm - 19.2 = 12.8
12.8 ÷ 2 = 6.4

32 mm x 0.6 = 9.6

Figura 3.59 – Utilizou-se compasso de pontas secas para a tomada de referências faciais. A distância entre as asas do nariz multiplicada por 0,6 será igual à largura ideal de cada incisivo. O restante, dividido por 2, fornecerá a largura dos incisivos laterais.

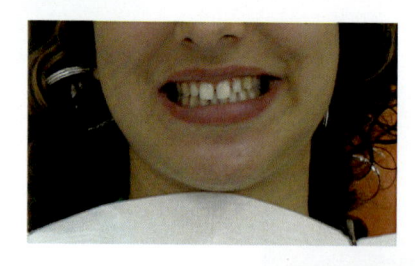

Figura 3.60 – Cálculo das medidas do padrão nasodental para a realização da transformação dos dentes. Tamanho dos dentes:
incisivo central superior direito (ICSD) = 8,5 + 2 mm;
Incisivo central superior esquerdo (ICSE) = 8,5 + 2 mm;
Incisivo lateral superior direito (ILSD) = 5,5 + 3 mm;
Incisivo lateral superior esquerdo (ILSE) = 5,4 + 4 mm.

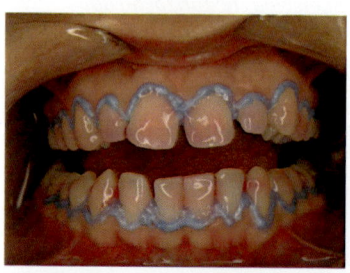

Figura 3.61 – Clareamento dental.

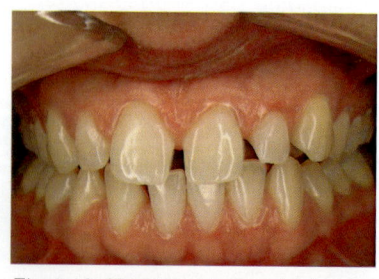

Figura 3.62 – Aspecto dos dentes após o clareamento dental.

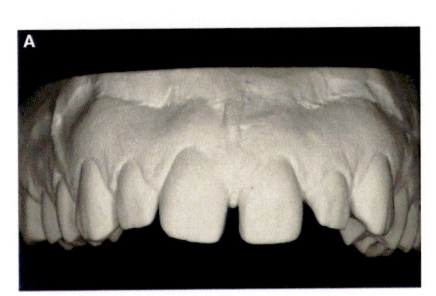

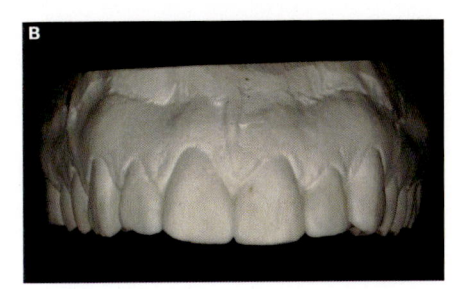

Figura 3.63 – Enceramento de diagnóstico para o planejamento da mudança dentária.

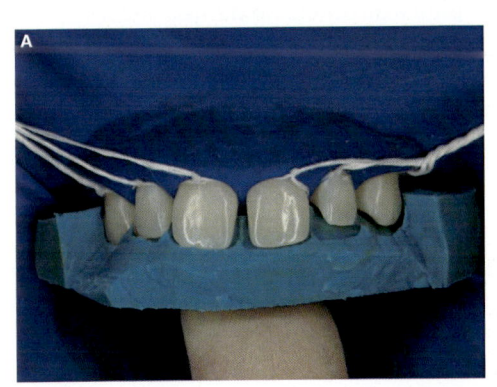

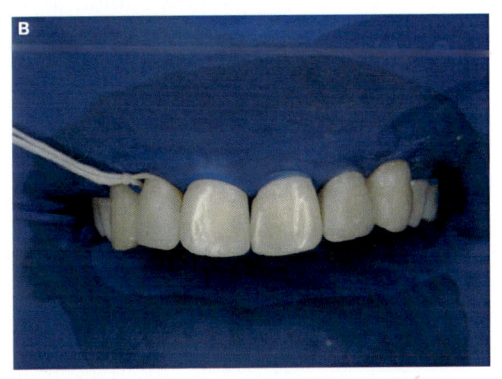

Figura 3.64 – Matriz de silicone obtida a partir do modelo de estudo para os acréscimos dentários.

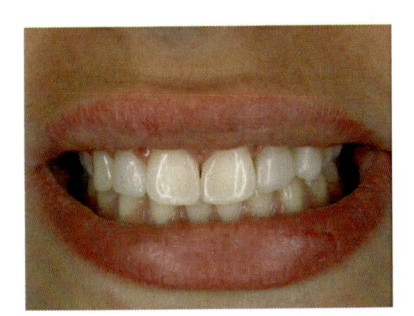

Figura 3.65 – Aumento e caracterização dos dentes.

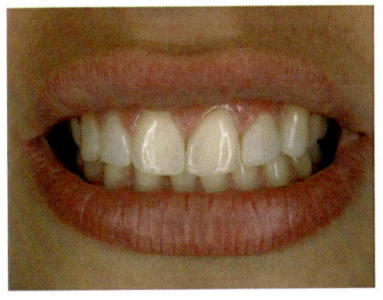

Figura 3.66 – Após 60 dias, o fechamento dos espaços, a papila incisiva preencheu o espaço interdentário.

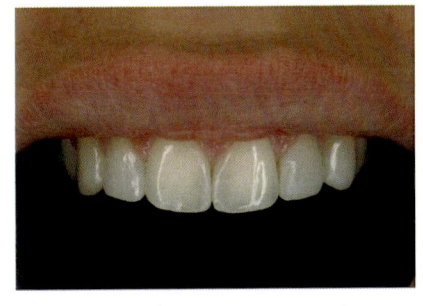

Figura 3.67 – Áreas de sombra e áreas de luz produzidas pela escolha de pigmentos e caracterização do bordo incisal.

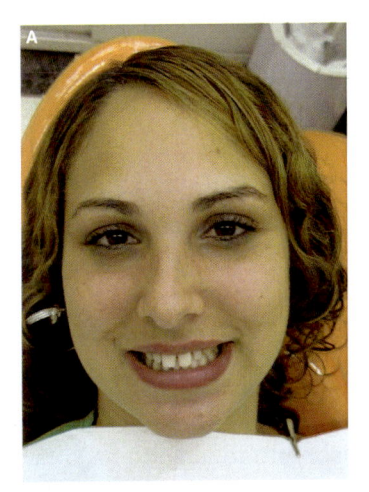

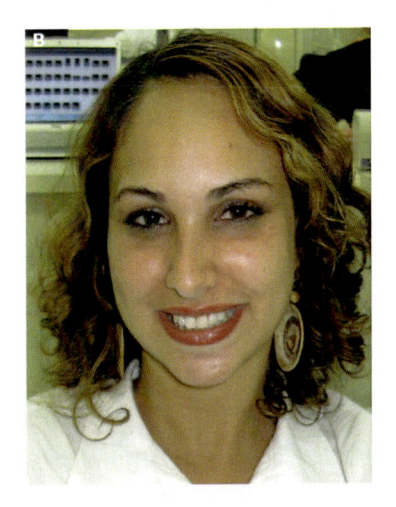

Figura 3.68 – (A) Paciente antes e (B) depois da reanatomização.

TRANSFORMAÇÕES E REANATOMIZAÇÕES DENTÁRIAS

São muitas as razões para a ausência de dentes. Mesmo não sendo um fato comum, a ausência de dentes laterais superiores provoca uma movimentação dos caninos para mesial, o que origina um sorriso altamente desfavorável do ponto de vista estético, uma vez que o canino ocupa a posição do lateral; além disso, o lábio perde o suporte, determinando uma modificação da sua posição e por conseguinte alterando a curvatura convexa da comissura labial.

Como se vê, a presença dos dentes é de grande importância, e eles precisam estar não só na posição correta, mas principalmente com a forma correta. Pouco tempo atrás, situações como essas eram tratadas com a confecção de uma prótese fixa; mais recentemente elas começaram a ser tratadas com uma prótese adesiva, no caso de espaços presentes.

Hoje, com o advento de agentes de união de alta resistência, a estrutura dentária, especialmente em dentina, à ausência do esmalte que até pouco tempo contraindicava qualquer restauração direta não é mais contraindicação, pois a retenção determinada pela hibridização em dentina se torna suficiente para reter em posição uma faceta vestibular, decorrente do desgaste e da transformação de um dente.

A experiência clínica dos autores deste capítulo tem demonstrado que, afora as más formações dentárias, como dentes conoides, são os caninos que avançam em relação à linha média os mais propensos a causar problemas estéticos. O desgaste da face vestibular de canino superior, devido à convexidade da face vestibular, não raro provoca a exposição de dentina – por isso mesmo, antes do advento dos agentes de união à dentina, este procedimento se tornava difícil, uma vez que o resíduo de esmalte, considerando os princípios de época, era demasiadamente reduzido.

Atualmente é diferente. A **presença do esmalte fortifica a união e melhora o vedamento marginal**, todavia não é mais indispensável para construir uma restauração complexa. Como o problema é de natureza estética, as faces proximais podem permanecer em esmalte, até mesmo porque a visão estética do corredor bucal é anteroposterior e, em razão disso, a distal do canino, especialmente, acaba não sendo percebida.

A retirada dos caninos superiores é um procedimento ainda admitido em alguns pacientes, sobretudo quando há falta de espaço ou quando a extração de um pré-molar será acompanhada de um aparelho ortodôntico. Nesses casos, a melhor opção, sob o ponto de vista da praticidade, pode ser a transformação do pré-molar em canino, apenas aumentado a face mesial para que assim o pré-molar se pareça a um canino.

As Figuras 3.69 a 3.87 mostram a situação clínica de um paciente com 24 anos que perdeu o incisivo central superior esquerdo aos 13 anos. Assim, o paciente era portador, há mais de 10 anos, de espaço pela ausência do ICSE.

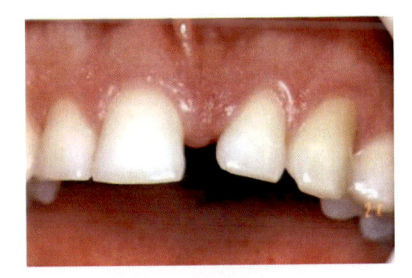

Figura 3.69 – Paciente com 23 anos sofreu acidente e perda do incisivo central superior esquerdo.

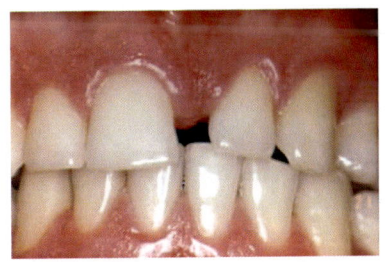

Figura 3.70 – Relação interoclusal e o espaço perdido. Planejamento para o caso: alargamento do incisivo lateral superior esquerdo transformado em central; alargamento do incisivo central superior direito; transformação do canino superior esquerdo em lateral; transformação do pré-molar superior esquerdo em canino.

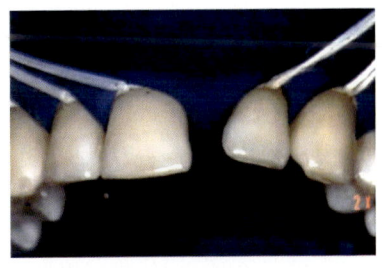

Figura 3.71 – Isolamento do campo operatório.

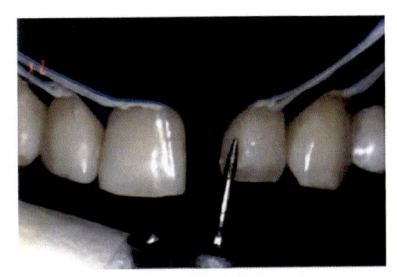

Figura 3.72 – Biselamento das faces proximais e incisal para o acréscimo.

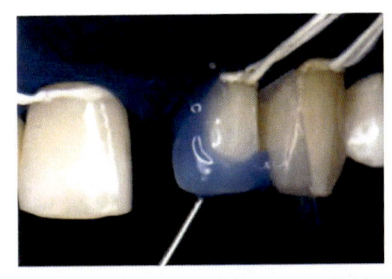

Figura 3.73 – Condicionamento ácido da superfície biselada.

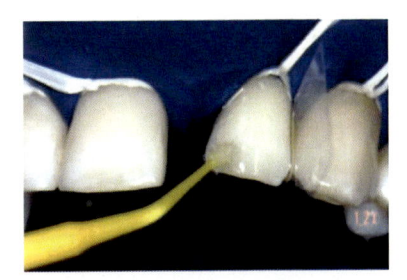

Figura 3.74 – Aplicação do agente de união: primer/adesivo.

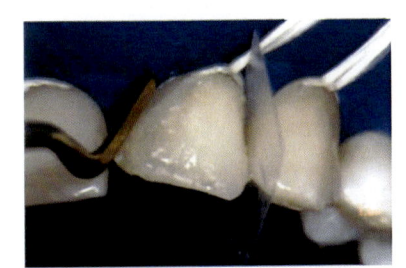

Figura 3.75 – Início do alargamento do incisivo lateral. A largura para homogeneização é de + 6 mm. Resina composta sendo colocada em camadas.

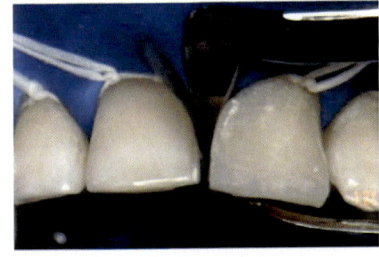

Figura 3.76 – Para alcançar o objetivo de alargar 6 mm, foi necessário utilizar o separador mecânico de Elliot.

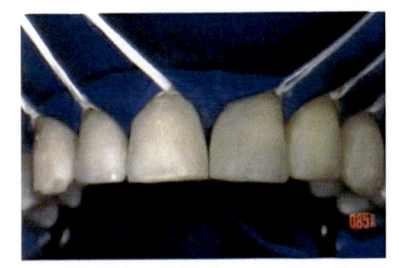

Figura 3.77 – Embora o alargamento tenha ficado proporcional, o contorno cervical ficou desigual.

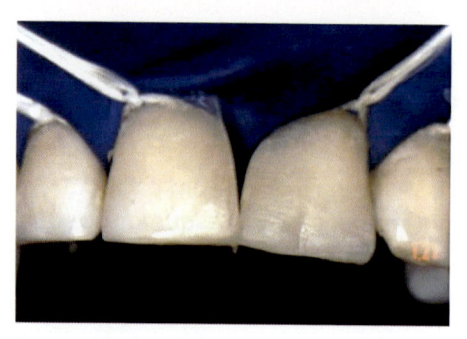

Figura 3.78 – Recontorno cervical do incisivo análogo. ICSD.

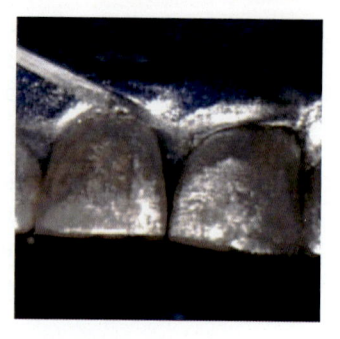

Figura 3.79 – Fase de verificação da superfície vestibular. Uso de purpurina para texturização.

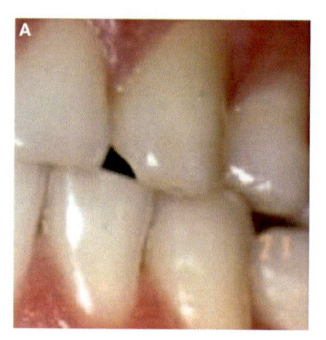

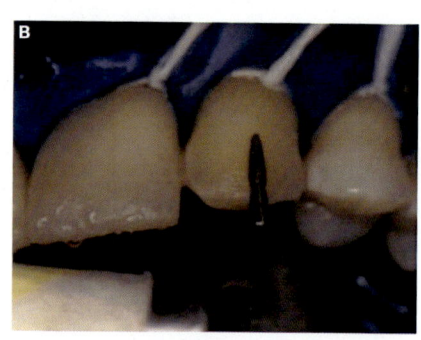

Figura 3.80 – Desgaste da superfície vestibular do canino superior esquerdo, bem como de seu bordo incisal, para transformação em incisivo lateral.

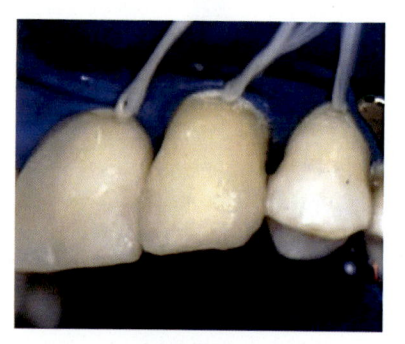

Figura 3.81 – Início da transformação do canino em lateral.

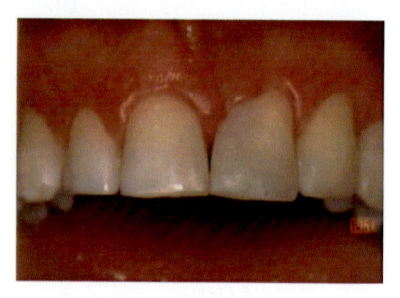

Figura 3.82 – Primeira fase concluída. Observe espaço escuro entre os incisivos centrais.

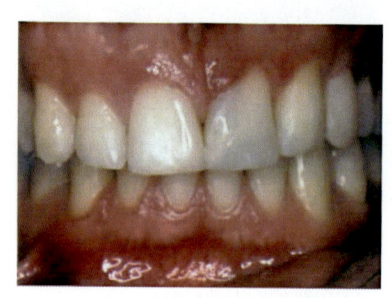

Figura 3.83 – Após 60 dias, houve uma nova formação de papila interdentária.

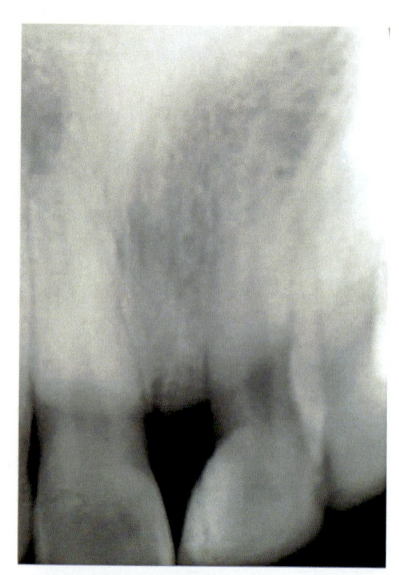

Figura 3.84 – Imagem radiográfica da região restaurada.

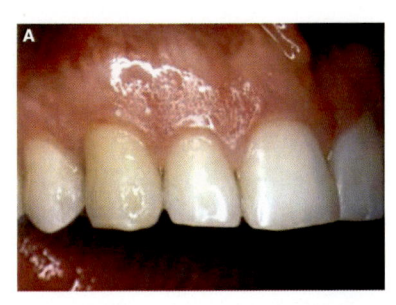

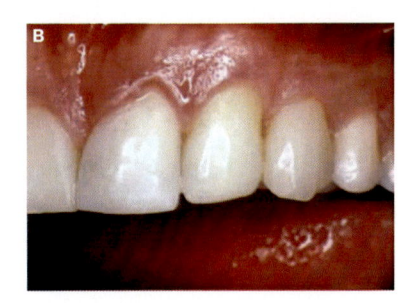

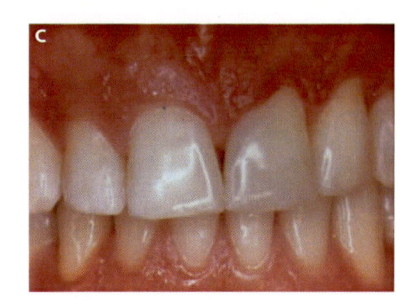

Figura 3.85 – Imagens após 60 dias. Acabamento final.

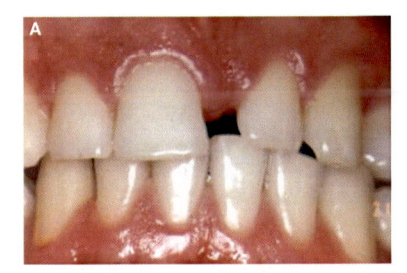

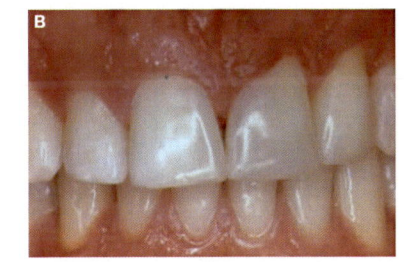

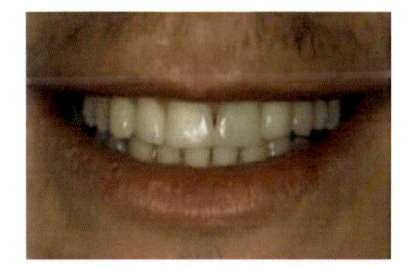

Figura 3.86 – Antes e depois do procedimento.

Figura 3.87 – Sorriso do paciente após um ano.

As Figuras 3.88 a 3.99 trazem um caso clínico em que o paciente de 21 anos apresentava espaços interdentários decorrentes de formação conoide dos dentes anterossuperiores.

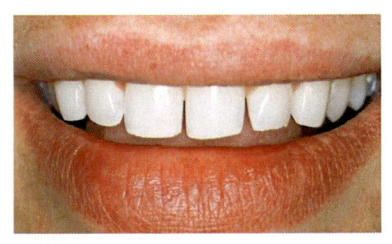

Figura 3.88 – Forma anatômica imperfeita e espaços interdenários.

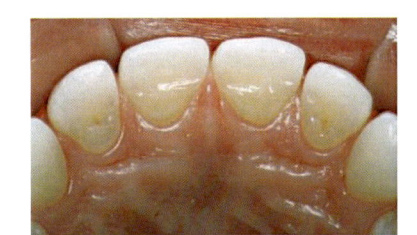

Figura 3.89 – Vista palatina dos espaços dentários.

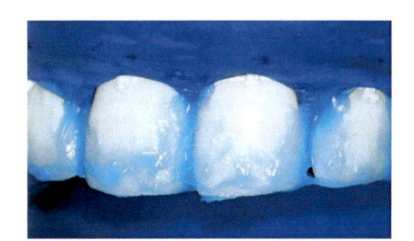

Figura 3.90 – Isolamento absoluto, condicionamento ácido de todas as superfícies que serão modificadas.

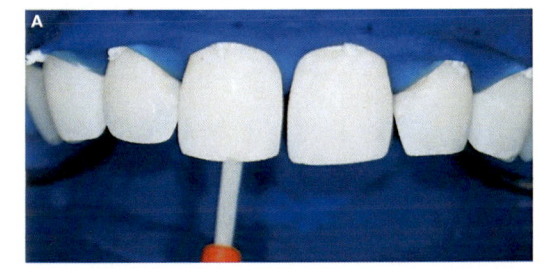

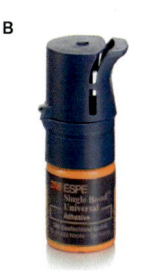

Figura 3.91 – Aplicação de adesivo dentinário Single Bond da 3M™.
Fonte da Figura B: Dental adhesive 3M™.[18]

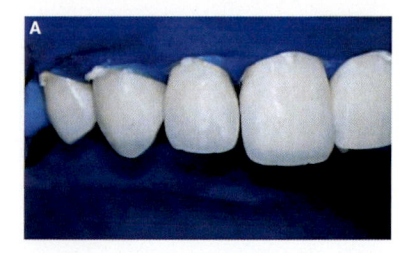

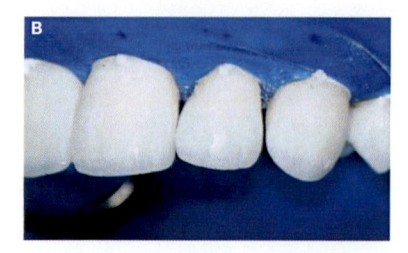

Figura 3.92 – Reconstrução dentária com utilização da resina Z350. O bordo incisal foi caracterizado com tinta azul.

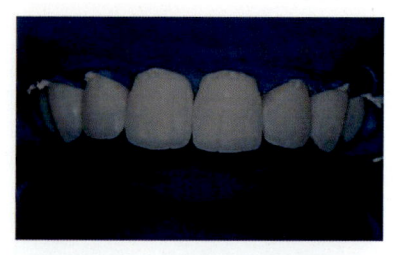

Figura 3.93 – Harmonização e texturização de todos os dentes. Observa-se a recriação dos mamelões incisais.

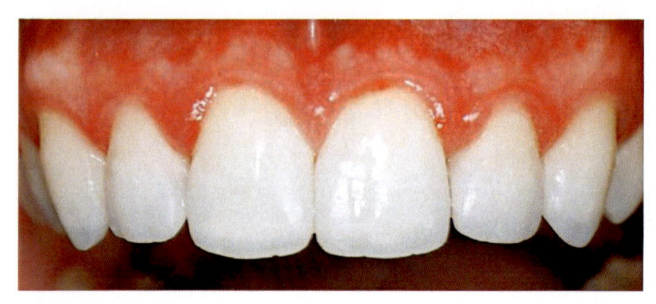

Figura 3.94 – Aspecto clínico imediato. Observe o efeito no bordo incisal.

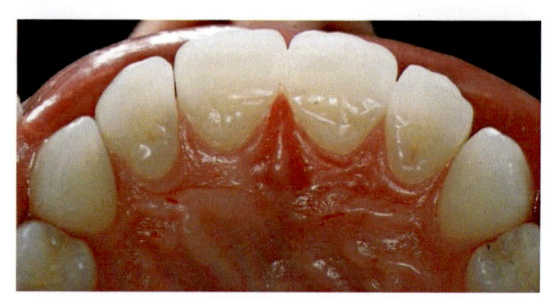

Figura 3.95 – Vista palatina da reconstrução anatômica.

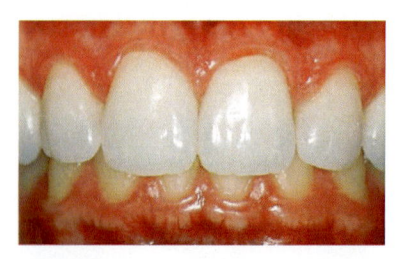

Figura 3.96 – Aspecto clínico após uma semana.

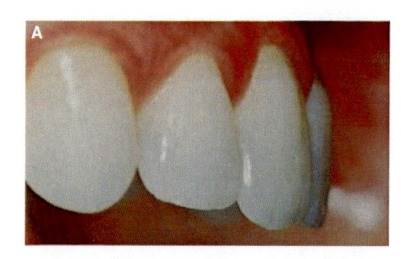

Figura 3.97 – Perfil de lábio com texturização de acordo com a idade do paciente.

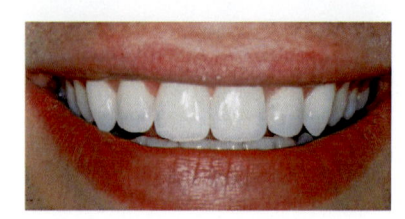

Figura 3.98 – Aspecto clínico após 30 dias.

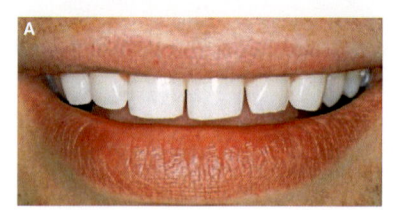

Figura 3.99 – Aspecto clínico antes e após a reanatomização.

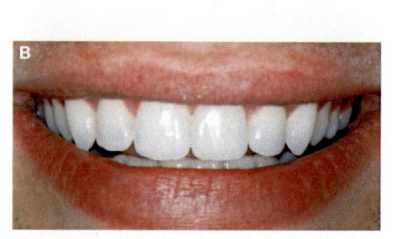

TRATAMENTO INTEGRADO ENTRE A ORTODONTIA E A DENTÍSTICA

É fato que cada vez haverá menos cáries para restaurar, graças aos avanços na área da prevenção e ao crescente interesse dos pacientes em preservar seus dentes na cavidade oral.

A busca pela harmonia dental, conquistada por meio de cor e forma, tem levado um grande número de pacientes aos consultórios dentários, na esperança de mudanças, melhorias e até mesmo transformações profundas.

A ortodontia sempre teve um espaço privilegiado dentro da odontologia, todavia, devido ao alto custo de alguns tratamentos, nem todos aqueles que queriam mudar podiam realmente fazê-lo. Sem dúvida, ela tem se tornado mais popular e, com isso, os pacientes têm conseguido aproveitar a sua excelente contribuição para a construção de um sorriso perfeito.

Ao mesmo tempo em que reposiciona os dentes, especialmente os anteriores, a ortodontia também tem sua preocupação voltada para a relação oclusal nos dentes posteriores.

A ortodontia trabalha com espaços presentes ou ausentes. Tanto os dentes apinhados quanto os espaçados podem ser consequência de herança genética. Se o filho(a) herda o maxilar do pai e os dentes da mãe, ficará com espaços sobrando. O contrário, dentes do pai e maxilares da mãe, pode determinar um apinhamento dentário. Em ambos os casos, a primeira opção de tratamento deve ser a ortodôntica, uma vez que não há nenhum tipo de desgaste da estrutura dentária. Porém, nem sempre isso é possível, seja pelo fator econômico ou pelo fator tempo, uma vez que qualquer tratamento ortodôntico raramente pode ser concluído em menos de 2 anos. Desta maneira, muitos preferem outras formas de tratamento, e neste caso a dentística, com suas formas adesivas ultraconservativas, pode resolver o problema, acrescendo material e diminuindo ou eliminando os espaços. Os casos de apinhamento são mais complexos, pois implicam em um desgaste de grande quantidade de estrutura sadia.

Já se sabe que a beleza é acima de tudo harmonia, e o tamanho é absolutamente fundamental para que esta harmonia esteja presente. O **incisivo central** é o maior dente anterior. Ele guarda uma proporção de aproximadamente 75% da largura e 88% do comprimento em relação ao incisivo lateral, e cerca de 95% do comprimento e 90% da largura do canino. Para que a proporção dourada seja alcançada, é preciso que tais proporções, mesmo que com os dentes alargados, se façam presente no sorriso dos pacientes. Se os dentes não apresentam

LEMBRETE

Como já foi mencionado, os dentes representam uma importante forma de relacionamento e comunicação visual, e a empatia, a simpatia ou a antipatia podem estar fortemente associadas ao sorriso das pessoas.

PARA PENSAR

Cada vez mais os padrões de beleza vêm sendo reforçados pela mídia, incluindo-se aí o forte apelo para a perfeição de bocas e dentes.

formas alteradas, a movimentação ortodôntica é sem dúvida a melhor opção, pois o problema é apenas de espaço. Em casos em que os dentes apresentam alterações de forma, tamanho ou estão ausentes, a ortodontia sozinha não será capaz de resolver, e a dentística, em associação, pode contribuir de forma altamente satisfatória para constituir um sorriso perfeito.

Cada vez mais intensa, a força adesiva dos materiais estéticos tem permitido que mínimos preparos sejam realizados, de tal forma que, se não houver participação da dentina, o esmalte deverá ser biselado, pois a ação do ácido é pouco efetiva sobre a camada aprismática. A inclinação de 45 graus em relação ao cavo-superficial tem a finalidade de remover a finíssima camada de sais minerais que se acumula sobre o esmalte, e que, se não for removida, produzirá uma dificuldade na criação de padrões de condicionamento ácido definidos.

Este bisel poderá ser executado com pontas diamantadas, tiras de lixa para amálgama, ou com um jateamento de *microetch*. Toda a face ou superfície que será condicionada deverá sofrer este abrasionamento, mais intenso se o material de ampliação do dente desempenhar relações interdentais, como é o caso da participação da guia incisal, em dentes anteriores, especialmente os incisivos centrais.

Se a opção for pela dentística, sem a participação da ortodontia, é importante que o paciente seja amplamente orientado sobre a necessidade de uma **correta higienização**, até por que uma consequência do procedimento é a presença de "excessos". Ainda que programados, eles exigem a total atenção por parte dos pacientes.

Como o alargamento se inicia subgengivalmente, o uso do fio dental é rigorosamente imprescindível, bem como uma periódica avaliação profissional.

No momento da construção do procedimento, a radiografia é de capital importância, pois é ela que dará a perfeita noção da relação da "restauração" com a gengiva marginal livre.

Como também sempre existe a tendência de a resina sofrer pequenas alterações de superfície, quer seja manchamento ou desgastes, é importante que o paciente cumpra um ritual anual de visitas ao profissional, para que, havendo necessidade, sejam feitos reacabamentos, polimentos e ou aplicações de glaseadores de superfície. É a chamada manutenção da restauração.

A inter-relação da ortodontia com a dentística é fundamental para o tratamento de situações clínicas derivadas de discrepâncias osso-dente positiva associada a alterações de forma e tamanhos dentários. A ortodontia será responsável pelo reposicionamento dentário e a recuperação das relações maxilomandibulares, cabendo à dentistica a tarefa de restabelecer a forma e tamanhos dentários, de maneira que ao final do tratamento se obtenham o equilíbrio e a harmonia dentofacial.

A estética é hoje a principal razão das mudanças nos conceitos restauradores da dentística. A construção de sorrisos harmônicos com um mínimo de preparo da estrutura dentária tem feito da dentística restauradora a especialidade de eleição para, isoladamente ou em conjunto com a ortodontia, permitir a recriação de um sorriso com características de plena naturalidade.

Nesse sentido, técnicas restauradoras conservadoras são bastante importantes, não sendo admissível que espaços interdentários, em dentes hígidos, sejam tratados com restaurações protéticas, as quais **invadem demasiadamente os tecidos sadios**. Os agentes de união, em associação com as resinas compostas, podem ser indicados como forma de tratamento.

As Figuras 3.100 a 3.110 trazem uma situação clínica de alta complexidade, pois a paciente é portadora de forte discrepância alveolodentária. O planejamento incluiu correção ortodôntica seguida de recuperação de forma com a intervenção da dentística.

PARA PENSAR

A odontologia restauradora ou estética deve exercitar cada vez mais o conceito de máxima prevenção, máxima preservação e mínima intervenção, e ainda considerar os princípios de estética historicamente construídos e retomados a partir dos anos 1980 como condição fundamental para a construção de uma aparência equilibrada e estética.

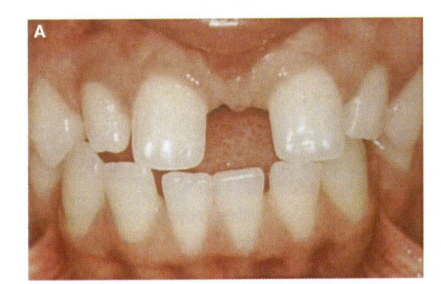

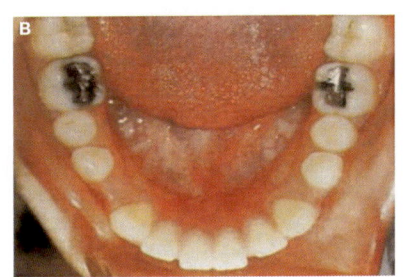

Figura 3.100 – Paciente com 14 anos de idade apresentando severa discrepância alveolodentária.

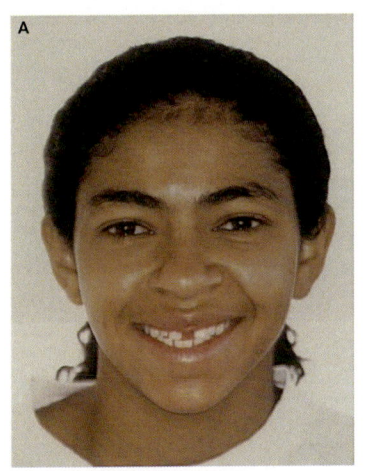

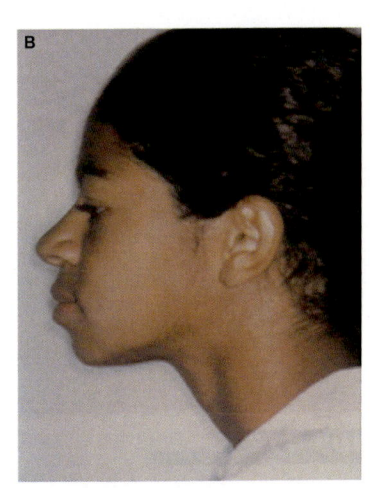

Figura 3.101 – Perfil da paciente. Observe espaços interdentários.

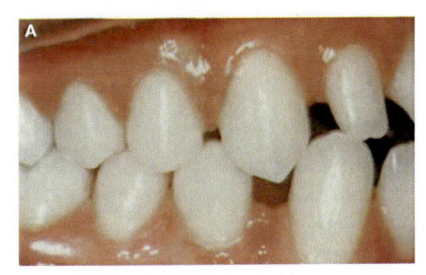

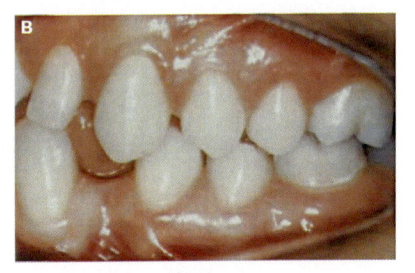

Figura 3.102 – Situação oclusal. Indicação de correção ortodôntica.

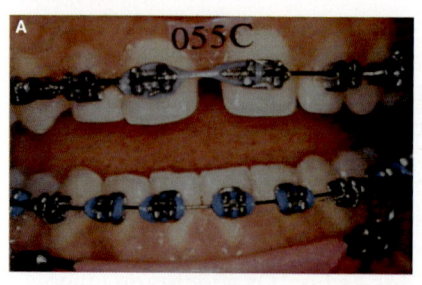

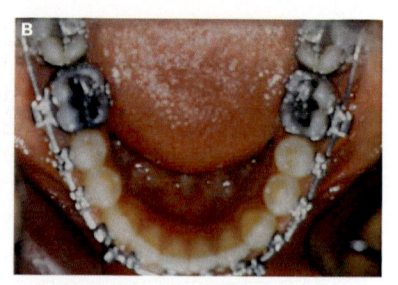

Figura 3.103 – Situação ortodôntica após 24 meses. Indicação para a reanatomização.

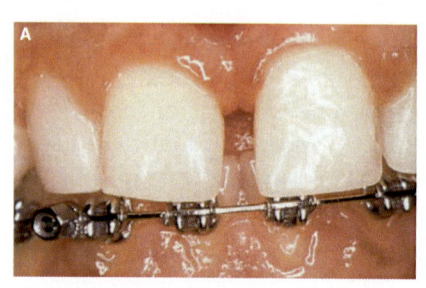

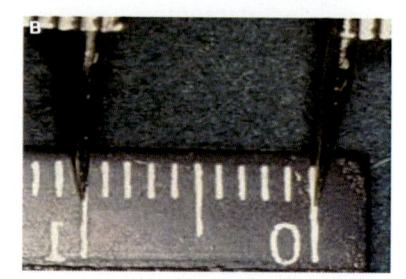

Figura 3.104 – Medidas faciais para estabelecer as dimensões mesiodistais dos 6 dentes anteriores.

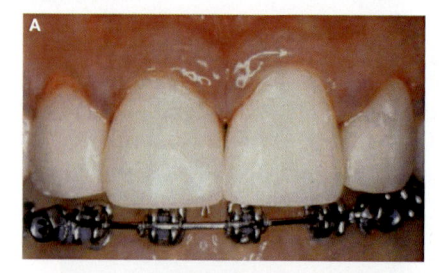

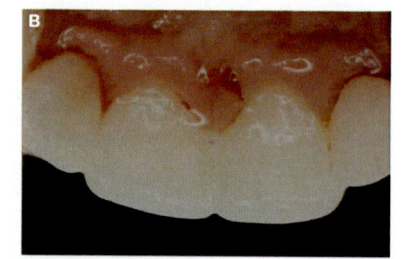

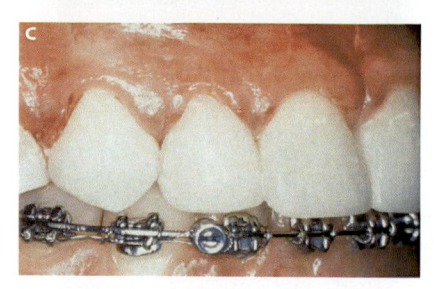

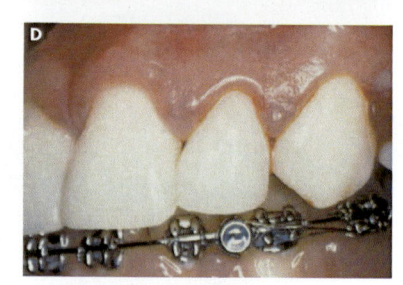

Figura 3.105 – Situação clínica após a reconstrução de todos os dentes. Resina composta.

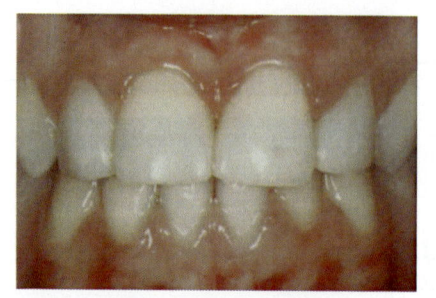

Figura 3.106 – Após uma semana.

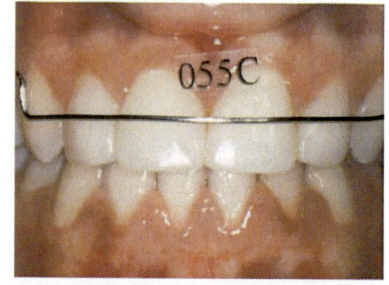

Figura 3.107 – Após acabamento e polimento, foi colocada uma contenção que permaneceu por cerca de 100 dias.

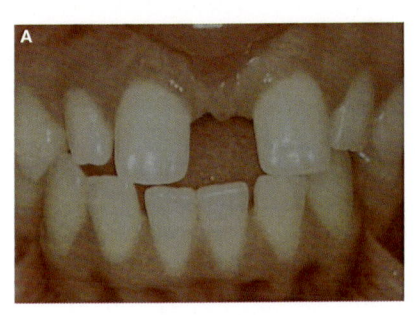

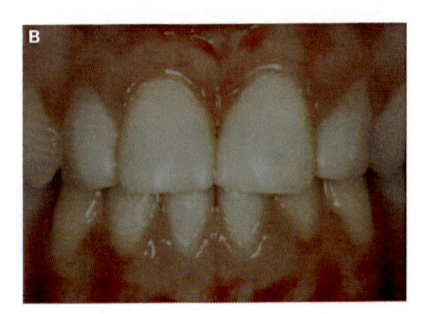

Figura 3.108 – Antes e depois do movimento ortodôntico e da reanatomização.

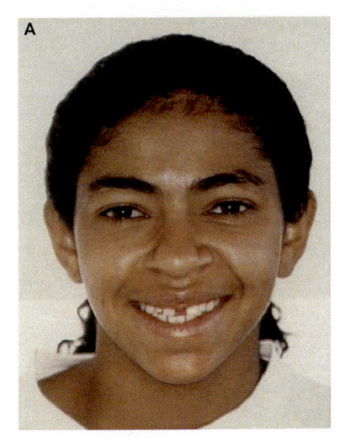

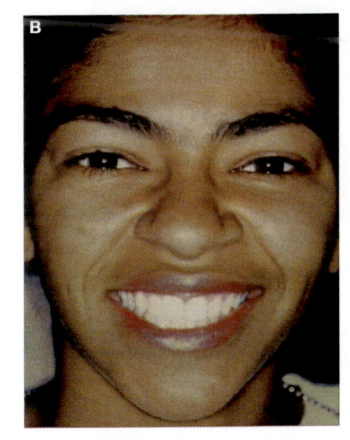

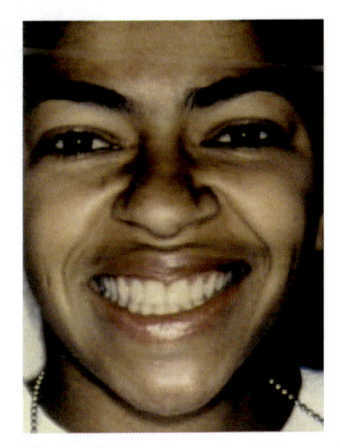

Figura 3.109 – Observe o sorriso antes e 3 anos após o tratamento.

Figura 3.110 – Aspecto clínico após 4 anos.

As Figuras 3.111 a 3.124 mostram um caso de paciente que sofreu acidente aos 13 anos com avulsão dos incisivos centrais superiores. Após 3 anos, procurou o Curso de Odontologia da Universidade Luterana do Brasil para resolução do problema. Houve participação da ortodontia durante 24 meses; após esse período, a dentística interviu na recuperação anatômica dos dentes laterais superiores transformados em centrais, dos caninos transformados em laterais e dos pré-molares transformados em caninos. Ao final, a peridodontia fez a correção do contorno gengival.

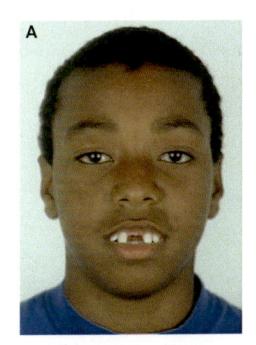

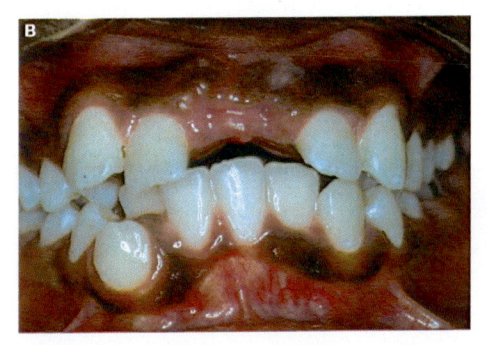

Figura 3.111 – Paciente com 13 anos de idade. Sofreu acidente e teve avulsão dos incisivos centrais superiores.

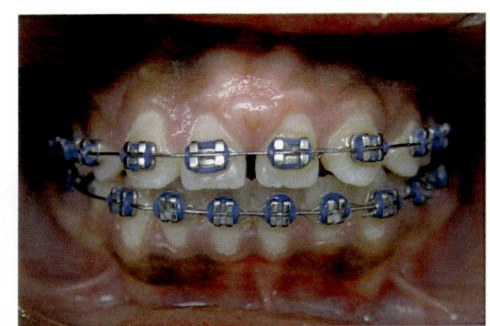

Figura 3.112 – Planejamento: movimento dos incisivos laterais para a linha média e após transformação dos laterais em centrais, dos caninos em laterais e dos pré-molares em caninos.

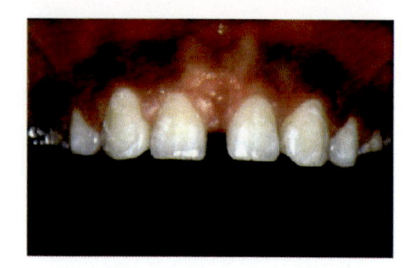

Figura 3.113 – Após ter sido obtido o movimento desejado, removeu-se o aparelho ortodôntico para a reconstrução anatômica do segmento anterior.

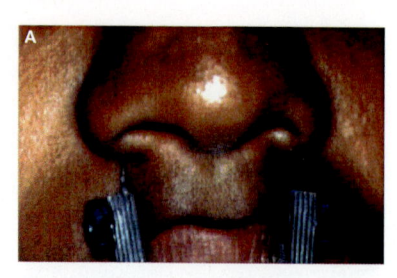

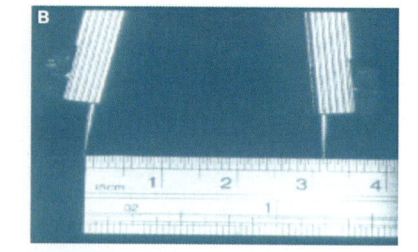

Figura 3.114 – Medidas faciais para cálculo da largura dos incisivos centrais e laterais

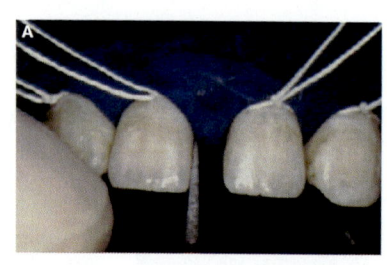

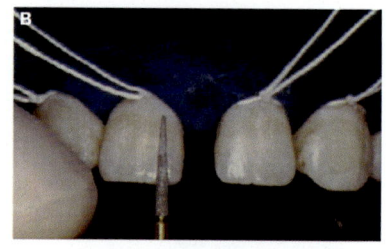

Figura 3.115 – Confecção do bisel na face proximal e na vestibular, áreas de acréscimo.

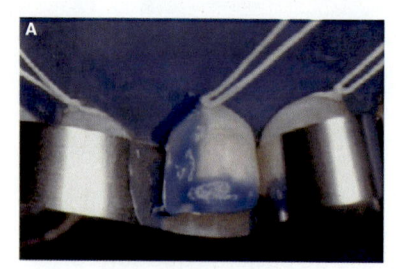

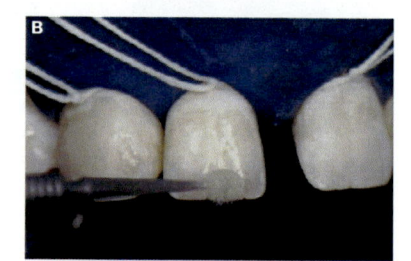

Figura 3.116 – Aplicação do condicionamento ácido e, após lavagem e secagem estratégica, aplicou-se o adesivo dentinário.

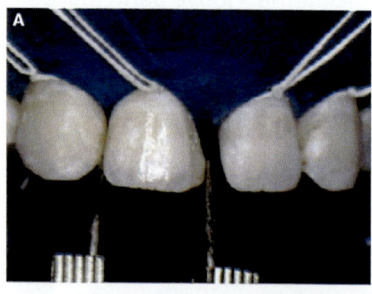

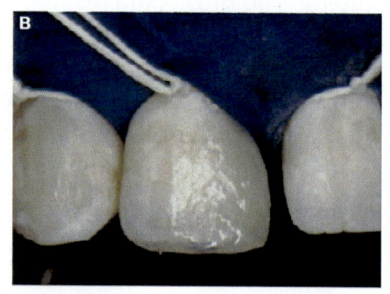

Figura 3.117 – Aplicação da primeira camada de resina e alargamento guiado por medida no compasso de pontas secas.

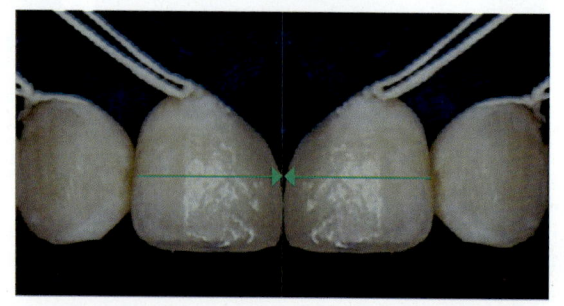

Figura 3.118 – Alargamento dos laterais transformando-os em centrais.

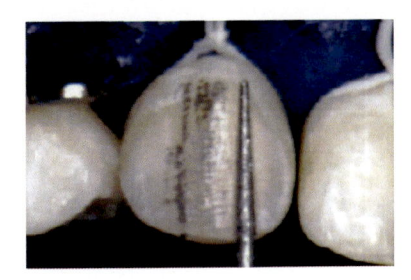

Cariologia: Aspectos de Dentística Restauradora | 65

Figura 3.119 – Desgaste da face vestibular do canino para transformação em lateral.

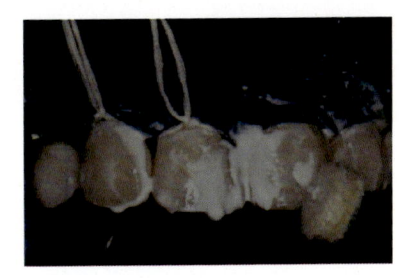

Figura 3.120 – Transformação e reanatomização com resina Z250.

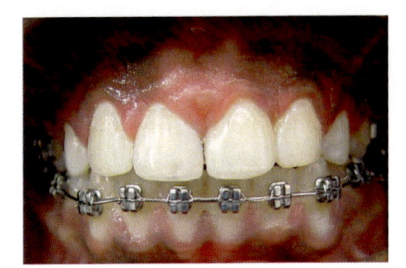

Figura 3.121 – Transformação. Primeira fase. Uma cirurgia periodontal corretiva mostra-se necessária.

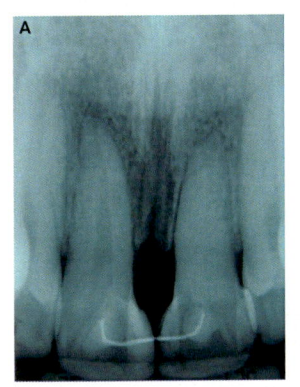

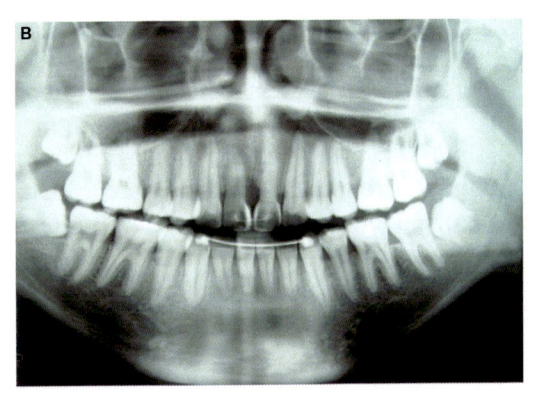

Figura 3.122 – Radiografia periapical e panorâmica mostrando a reabilitação executada.

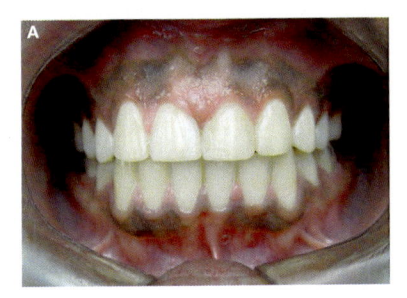

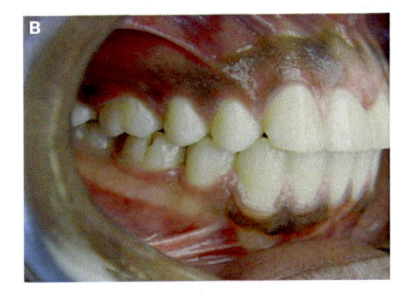

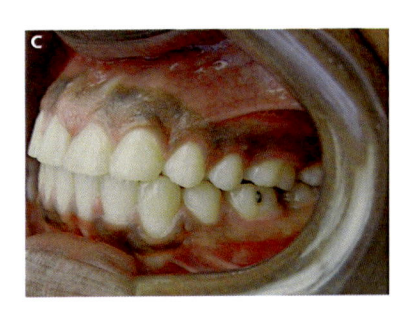

Figura 3.123 – Caso clínico, envolvendo ortodontia, dentística e periodontia, finalizado.

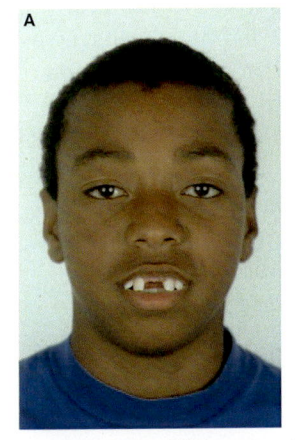

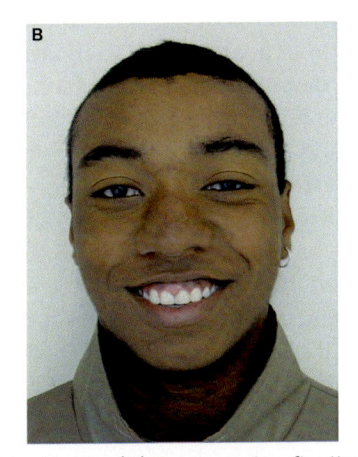

Figura 3.124 – (A) Aspecto clínico incial e (B) 4 anos após a finalização.

COLAGEM DE FRAGAMENTOS EM DENTES ANTERIOES FRATURADOS

Outra alternativa para as perdas de estrutura dentária são as colagens, quer sejam autógenas ou homógenas. A primeira é obtida a partir do uso do fragmento do próprio paciente, enquanto que nas homógenas se utiliza um fragmento de banco de dentes humanos.

Foi graças aos materiais restauradores brancos que se criou a técnica de colar o pedaço de dente perdido. Campanhas de esclarecimentos foram desenvolvidas, mostrando à população que, em uma situação de acidente, o pedaço de dente perdido deve ser recolhido e colocado na água ou no leite. Imediatamente em seguida, deve-se procurar um dentista para que ele realize a colagem do dente. As campanhas tiveram um sucesso extraordinário, inclusive sob o ponto de vista emocional, pois o trauma psicológico decorrente do trauma físico tornou-se possível de ser superado em 30 minutos.

> A colagem de fragmentos dentários é, seguramente, um dos mais notáveis avanças técnicos da odontologia moderna, possibilitando colar fragmentos em qualquer dente, bastando para isso que se tenham os pedaços perdidos.

Logo em seguida outra alternativa surgiu: as colagens homógenas. Se o paciente perdia seu dente, podia buscar um fragmento parecido em um banco de dentes (dentes extraídos de outras pessoas). Hoje, a odontologia dispõe de vários recursos para recuperar o sorriso, entre os quais a colagem do próprio dente ou de um dente doado, uma faceta em porcelana, ou uma restauração de resina composta direta. Não existe nenhuma situação para a qual a odontologia não possa dispor de uma terapia, mais ou menos invasiva, mas sempre com a finalidade de proporcionar sorrisos perfeitos.

A colagem de fragmentos de dentes fraturados surgiu em 1964 com Chosak e Eidelman,[19] quando relataram um caso de fratura transversal no terço cervical de um incisivo central superior em que foi realizada uma colagem. Foi feito o tratamento endodôntico do dente fraturado, cimentado um pino no interior do canal radicular e a coroa fraturada foi então fixada. A restauração, que inicialmente foi considerada temporária devido à possibilidade de nova fratura ou recessão gengival, proporcionou a recuperação do elemento dental com uma perfeita adaptação, boa estética, função mastigatória normal e um baixo custo durante o período de observação, passando a ser considerado um tratamento definitivo. Os autores chamaram a atenção para a necessidade de manter hidratado o fragmento dentário, guardando-o em solução salina.

Com o sucesso deste caso, Mader,[20] propôs a colagem do fragmento fraturado utilizando o sistema condicionamento ácido/adesivo, ressaltando que este procedimento exigia menor tempo de atendimento e era menos traumático para o paciente, com resultados estéticos e durabilidade semelhantes a de outras técnicas.

No mesmo ano, Esberard,[21] no Brasil, relatou um caso de colagem de fragmento, com técnicas adesivas, de um incisivo central superior em um paciente jovem. Foi feita uma proteção pulpar direta, e a coroa fraturada foi recolocada em posição, utilizando a resina composta Adaptic, de polimerização química. O caso foi acompanhado durante 2 anos e 6 meses quando foi observado, radiograficamente, a formação de ponte de dentina. Clinicamente, o fragmento apresentava-se bem fixado, sem alteração de cor e sem indício de perda do material.

Em 1979, Simonsen[22] descreveu uma técnica de colagem em dois incisivos centrais superiores, fazendo uso de bisel em toda a margem da fratura com esmalte, no remanescente dentário e no fragmento. A colagem foi realizada por meio de condicionamento ácido e utilização de resina composta.

Os bons resultados do tratamento, realizado em 1978 em caráter de urgência e experimental, levaram Silva Filho e Esberard[23] a publicar em 1982 uma avaliação clínica e radiográfica de 16 casos de colagem de fragmentos, constatando a viabilidade da técnica.

Em trabalho publicado, Busato[24] propõe o uso de resina composta de polimerização física, ativada por luz visível, para uso em colagens dentárias. Afirma que estas resinas devem ser a primeira escolha devido à facilidade de manuseio e pouca presença de bolhas. Atualmente, as colagens são realizadas quase que exclusivamente com resinas fotopolimerizáveis.

Em 2006, Busato[24] publicaram um livro abordando todas as questões relacionadas à fratura dentária. Quando ocorre uma fratura, a sensação de perda física é muito intensa, podendo levar a um trauma familiar e social, ou seja, o "trauma do trauma". Daí a importância de se oferecer também cuidado psicológico. Mesmo que o dente possa ser restaurado e que a forma anatômica possa ser devolvida, com garantia de recuperação estética, a colagem do fragmento dentário, se o paciente o encontrar, é fundamental na recuperação da autoestima.

A colagem de dentes anteriores fraturados é mais uma possibilidade, sendo considerada a mais biológica de todas as hipóteses restauradoras, quando houver perda de estrutura dentária e o fragmento for recuperado. É o caso das Figuras 3.125 a 3.133, que mostram um caso clínico de fratura coronária com fragmento recuperado e colado.

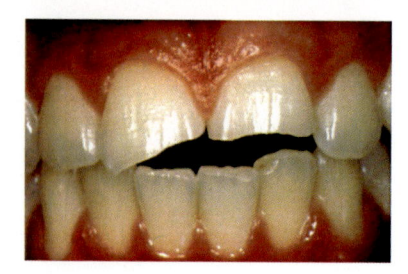

Figura 3.125 – Fraturas coronárias em paciente com 14 anos.

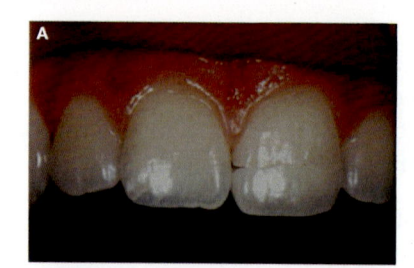

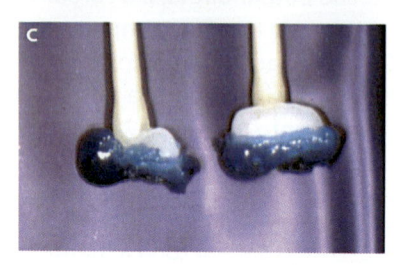

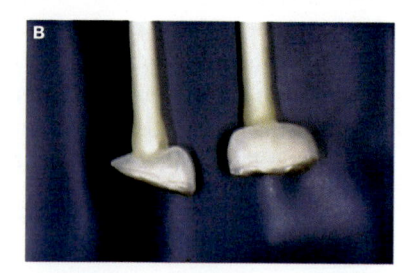

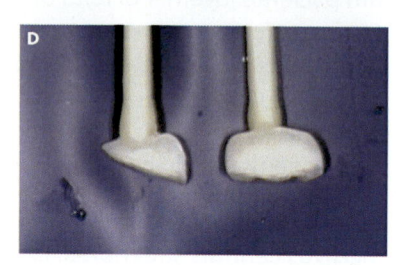

Figura 3.126 – Fragmentos reposicionados para a fixação em bastão de godiva (evitar a colagem fora do eixo incisal); condicionamento ácido dos fragmetos e aplicação do agente de união.

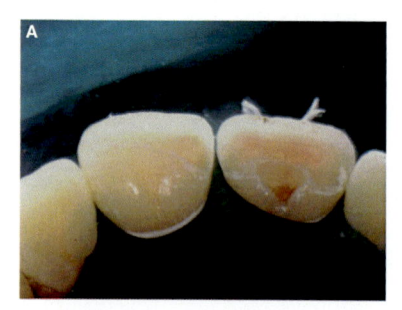

Figura 3.127 – Campo isolado e condicionamento ácido dos remanescentes dentários.

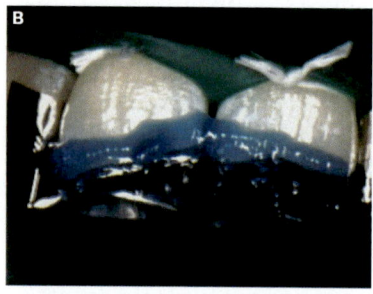

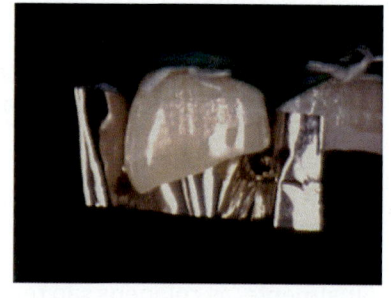

Figura 3.128 – Aplicação do agente de união. Matriz metálica posicionada para evitar excessos proximais.

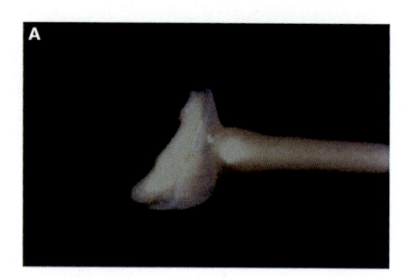

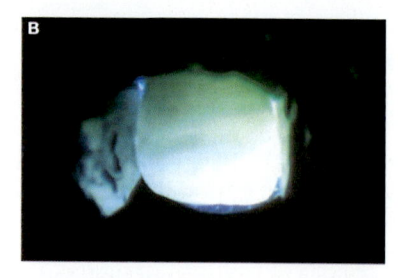

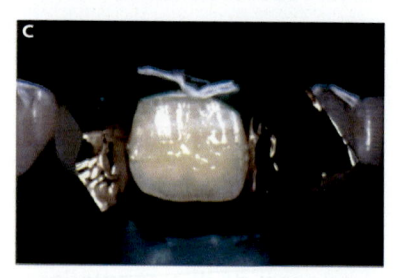

Figura 3.129 – O fragmento é posicionado com o auxílio do bastão de godiva e mantido em posição polimerizado para a polimerização do material de colagem.

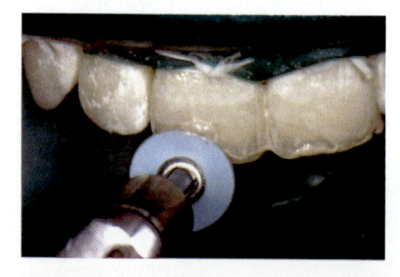

Figura 3.130 – Da mesma forma, faz-se a colagem do outro dente fraturado. Remoção de excessos de material de colagem.

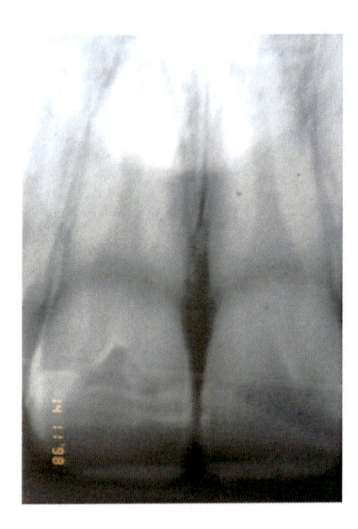

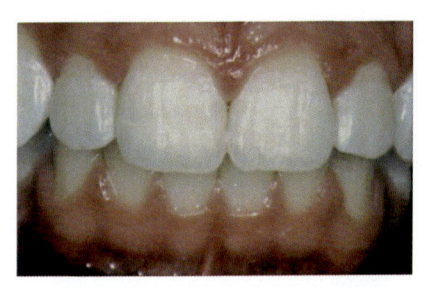

Figura 3.132 – Aspecto clínico imediato.

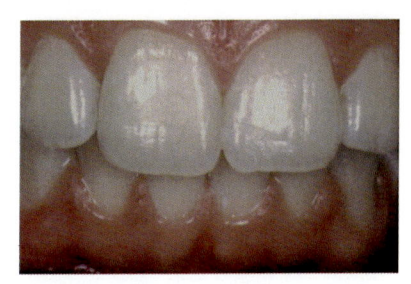

Figura 3.133 – Avaliação clínica após 30 dias.

Figura 3.131 – Radiografia realizada imediatamente após a colagem.

Nas Figuras 3.134 a 3.148, é apresentado um caso clínico altamente complexo com diferentes tipos de fraturas. Foi realizada colagem no ILSE e restaurações com resina composta nos incisivos centrais superiores.

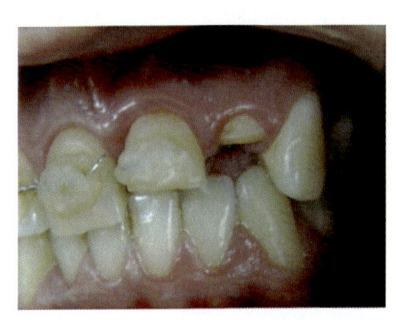

Figura 3.134 – Paciente com 18 anos sofreu acidente de carro que ocasionou fratura coronária parcial no ICSE e fratura coronária total no ILSE.

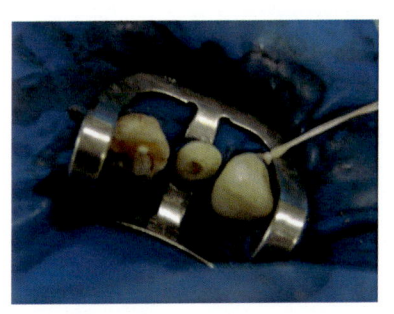

Figura 3.135 – Situação clínica. Polpa exposta no ICSE e remanescente coronário do ILSE.

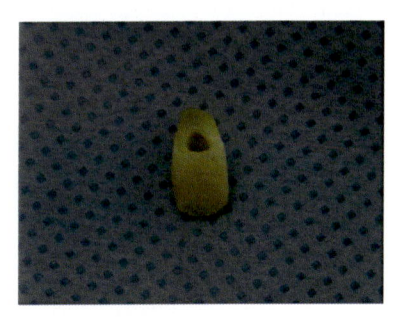

Figura 3.136 – Coroa faturada do ILSE.

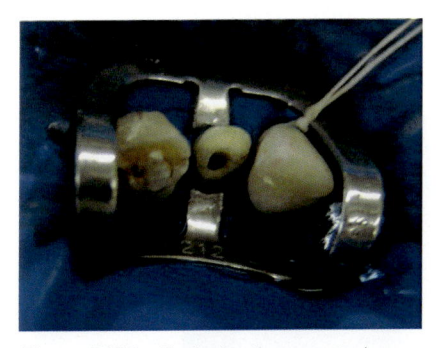

Figura 3.137 – Endodontia executada no incisivo lateral.

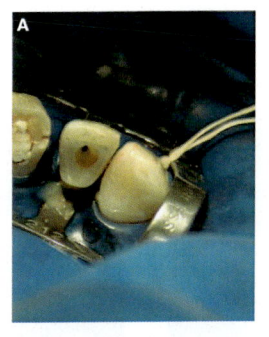

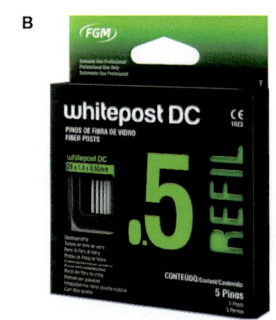

Figura 3.138 – Para reforço da estrutura dentária remanescente, indicou-se a colocação de um pino de fibra de vidro.

Fonte da Figura B: White Post®.[25]

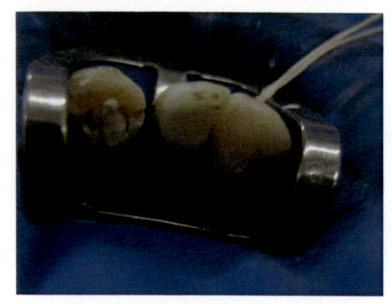

Figura 3.139 – Para a colagem, tanto o remanescente dentário, como a porção fraturada, foram condicionados com ácido fosfórico por 30 segundos, lavados abundantemente com água e secados de forma estratégica. Em seguida, foi aplicado o adesivo dentinário.

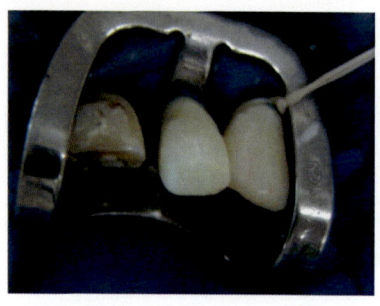

Figura 3.140 – A coroa está sendo colada com resina composta fluidificada com o próprio adesivo.

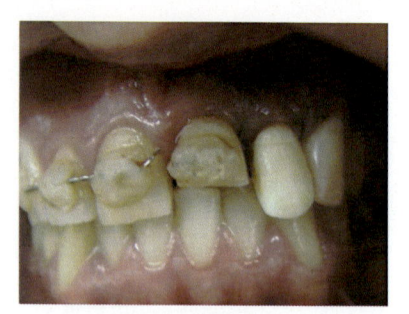

Figura 3.141 – Aspecto clínico imediato após a colagem.

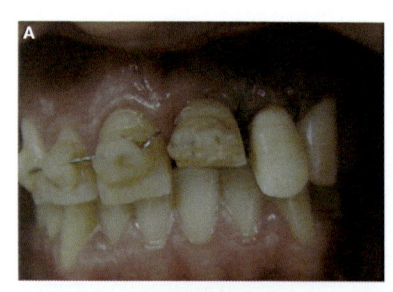

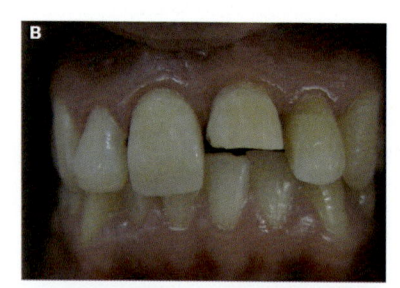

Figura 3.142 – Após uma semana retirou-se a contenção dos demais dentes.

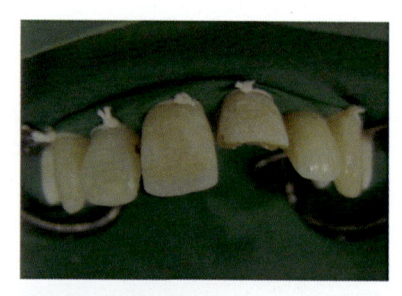

Figura 3.143 – Isolamento absoluto para a realização da restauração do ICSE.

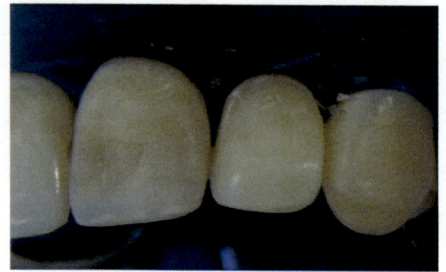

Figura 3.144 – Restauração executada. Como base, foi utilizada resina opaca (para produzir a fluorescência); sobre esta camada, aplicou-se uma segunda de resina dentina, na cor A2, e finalmente esmalte, também A2.

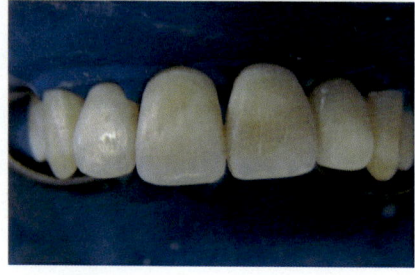

Figura 3.145 – Primeira fase da reabilitação concluída. Restauração do bordo incisal no ICSD, reconstrução coronária no ICSE e colagem autógena do ILSE.

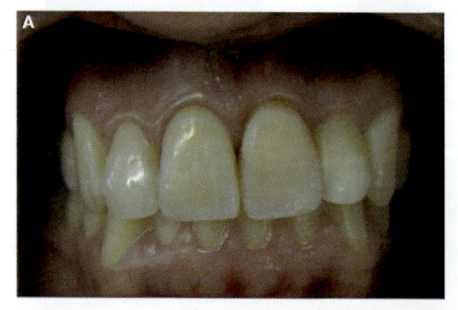

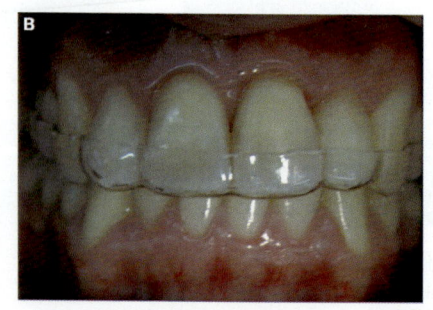

Figura 3.146 – Após uma semana. Para proteção oclusal, utilizou-se uma placa de mordida, com a finalidade de estabilizar o processo de reparação do ligamento periodontal.

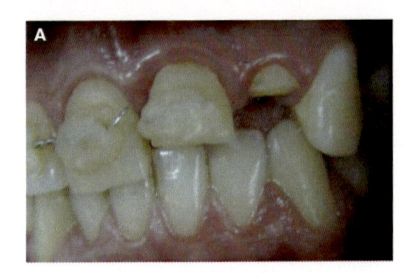

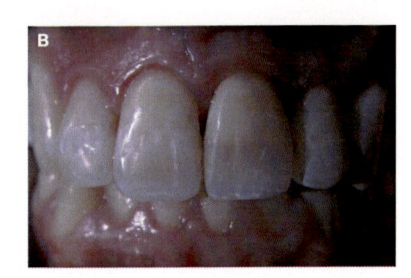

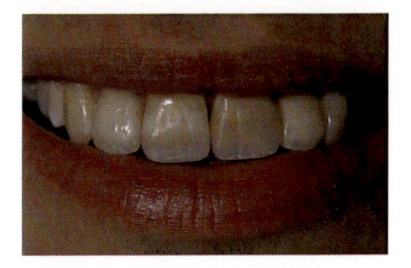

Figura 3.147 – Situação clínica anterior e após a reabilitação executada, dias após.

Figura 3.148 – Sorriso do paciente após 1 ano.

4

Tratamento restaurador estético em dentes posteriores

Ricardo Prates Macedo
Leandro Azambuja Reichert
Adair Luiz Stefanello Busato
Eduardo Galia Reston
Pedro Antonio G. Hernández

INTRODUÇÃO

A valorização da estrutura dentária, demonstrada em 1980 por Mondelli e colaboradores;[1] os novos materiais adesivos, Nakabaiashy, em 1982;[2] e a estética, a partir de Goldstain, em 1980,[3] e Rufenach, em 1990,[4] transformaram a odontologia restauradora em um evento novo. A nova dimensão da odontologia, a qual preconiza que se deve dar máxima atenção à prevenção, à preservação do remanescente e à execução de uma restauração mínima, redimensiona a intervenção. A mudança do modelo de atendimento, no qual se privilegia o cuidado com a saúde e não com o tratamento, completam as recentes características da "nova dentística".

O profissional da odontologia deve ter conhecimento generalista para:

- intervir sobre hábitos e culturas;
- produzir reflexões no âmbito familiar, onde verdadeiramente ocorrem os eventos que levam à doença;
- ser capaz de diagnosticar corretamente;
- restaurar, não mais levando em conta a odontologia tradicional, mas novos métodos e materiais que contribuem para que o dente permaneça na cavidade bucal, pois **nenhum material restaurador é melhor que o dente**.

Nesse contexto, é importante entender a evolução dos materiais e das tecnologias restauradoras, associando-as às Diretrizes Curriculares Nacionais que mudaram o perfil da odontologia como campo responsável pela saúde bucal. Além disso, é preciso começar agora a preparar a próxima geração de profissionais da saúde e educar os pacientes, para que desta relação resulte saúde bucal em todas as camadas sociais.

OBJETIVOS DE APRENDIZAGEM

- Conhecer as vantagens da resina composta no tratamento restaurador.

- Entender a evolução dos materiais e das tecnologias restauradoras.

ASPECTOS HISTÓRICOS

Na Dentística, tudo estava baseado em Black.[5] A história da odontologia dita científica começou quando o autor escreveu, em 1898, o tratado restaurador e criou uma terminologia odontológica, que nada mais é do que a forma como os profissionais da mesma área podem se comunicar. Estabeleceu, também, normas, formas e procedimentos para que no mundo inteiro fosse possível falar, escrever, comunicar fatos relacionados ao tratamento da doença cárie. Embora toda a filosofia de Black[5] seja centrada no tratamento, ele fez várias incursões no campo da prevenção, sugerindo maneiras de evitar a instalação da doença. Também previu que um dia, não muito distante daquele, o entendimento de como a doença se instala seria compreendido integralmente e novas concepções seriam criadas.

A premonição de Black[5] é a realidade de hoje. Na época, as concepções foram criadas considerando o tamanho dos instrumentos e dos materiais disponíveis. O amálgama era o material referencial para dentes posteriores, enquanto o cimento de silicato, surgido em 1906, era a opção para dentes anteriores, porém, somente para cavidades de classe V e III, por se tratar de um material de pouca resistência ao desgaste. Nos casos de envolvimento de ângulo – cavidade de classe IV – indicava-se uma restauração fundida, com ou sem faceta estética. Como o amálgama e o cimento de silicato eram materiais que não se aderiam à estrutura dentária, era necessário fazer retenções, mesmo que houvesse retenção friccional. A elas deu-se o nome de **retenções adicionais**.

Não havia naquela época grande preocupação com a estética; o mais importante era devolver ao dente forma e, consequentemente, função. Todo procedimento restaurador baseava-se em criar, à custa da dentina sadia, uma forma de retenção que evitasse a queda da restauração.

> **PARA PENSAR**
>
> O alvo do tratamento deve ser o paciente e não o dente. A formação e a atuação profissional devem ter caráter de compromisso social.

Outro dado importante é que o tratamento das lesões se fazia com preparo cavitário, de onde surgiu a classificação de cavidades, e não das lesões. Independentemente do tamanho da lesão cariosa, o tratamento indicado era a preparação e a colocação de material restaurador, tendo ainda como recomendação a extensão preventiva, entendida como a necessidade de levar as margens da cavidade para áreas de menor risco para a instalação de uma nova lesão.

Em quase 100 anos de odontologia, muitas coisas mudaram ou sofreram adaptações ao momento e à circunstância. Mudaram instrumentos e materiais, a filosofia, o ensino, as necessidades, os currículos, o valor dos dentes, mudou ou se entendeu como se dá a instalação da doença, enfim, mudou a odontologia.

No novo contexto da odontologia, **nem todas as cavidades necessitam de restauração**. A doença cárie torna-se clinicamente visível com o aparecimento de uma mancha branca e perda do brilho superficial, e atualmente há várias alternativas de tratamento da lesão cavitária, nem sempre com material restaurador. Assim, o novo modelo de "máxima atitude em prevenção, máxima atitude em preservação e mínima restauração" parece se aplicar de forma inquestionável. Hoje, mais do que saber restaurar bem, é necessário que se saiba por que restaurar; além disso, todo procedimento odontológico deve ter como objetivo a manutenção ou a recuperação da saúde.

POR QUE SE TORNOU POSSÍVEL O USO DE RESINA COMPOSTA EM DENTES POSTERIORES

Desde que surgiram as **resinas compostas**, na década de 1960, por Bowen,[6] muitas tentativas foram feitas para a sua indicação e utilização em dentes posteriores. A odontologia restauradora sempre teve o sonho de realizar restaurações brancas, imperceptíveis, de modo a deixar a impressão de que o dente é hígido. As porcelanas já foram usadas com este objetivo em outros tempos, todavia, em função do custo operacional, não se tornaram um material popular a ponto de ser indicado em qualquer cavidade, em qualquer dente ou em qualquer paciente.

As primeiras resinas compostas, com formulação clássica de Bis-GMA e carga de quartzo, foram utilizadas em dentes posteriores por Phillips e colaboradores, em 1972,[7] e, mesmo tendo um comportamento inicial promissor, após 2 anos de avaliação, constatou-se um desgaste excessivo e uma alteração de cor comprometedora. Em comparação com o amálgama, a vantagem da cor branca ficou diluída por um desgaste que beirava os 150 micrômetros por ano. Tanto nos Estados Unidos como no Brasil, os resultados não foram satisfatórios em experiências clínicas.

Em um estudo clínico conduzido por Jorguensen e colaboradores, em 1979,[8] igualmente se observou rápido desgaste e, em ambos os estudos, a conclusão foi de que as resinas da época (65% de carga inorgânica e 35% de matriz orgânica) não deveriam ser indicadas para dentes posteriores. O rápido desgaste foi atribuído à pouca quantidade de carga inorgânica, ao tamanho das partículas e ao fato de ficar exposta na superfície, o que, diante da atrição dentária, produzia "arrancamento" de partículas e trincas. Durante vários anos, todas as tentativas falharam. Era preciso uma formulação diferente da existente para que se pudesse indicá-la em dentes posteriores. Em dentes anteriores, nunca houve um problema maior, pois neste segmento da boca o estresse funcional é significativamente menor. O surgimento das resinas fotoativadas por luz ultravioleta e por luz visível e das micropartículas pouco mudaram este panorama. As resinas compostas não resistiam mais do que 2 anos na cavidade bucal.

Em 1979, surge a primeira resina com quantidade de carga elevada, tamanho médio e partícula diminuída, com alguma chance de melhorar o comportamento clínico em dentes posteriores. A resina Miradapt foi, na verdade, a versão branca do Dispersaloy, por apresentar uma tecnologia de fabricação semelhante à daquela liga para amálgama, ou seja, dois tipos de partículas, daí o nome de **resina híbrida**.

Em 1981, Leinfelder[9] aparece no cenário das restaurações de resina, fazendo considerações sobre a possibilidade de elas serem utilizadas em dentes posteriores. Destaca três pontos fundamentais na construção de um planejamento viável. O material deve:

- ter **quantidade de carga elevada**, o que possibilita aumento da resistência ao desgaste;
- **ser radiopaco**, o que permite a observação indireta da região proximal por meio de radiografias;
- ser do tipo **fotoativado**, pois a colocação em camadas possibilita controlar as tensões de contração de polimerização.

Esta proposta de trabalho clínico começou a ser utilizada a partir da industrialização de resinas compostas que atendiam tal exigência. Na década de 1980, portanto, novos materiais foram construídos e alguns visavam, exclusivamente, o segmento posterior. Materiais como P10 (3M™), por exemplo, passaram a ser descartados no tratamento de dentes posteriores por serem radiolúcidos e, em função disso, não percebidos pela radiografia interproximal. A resina P30 (3M™) e a resina Heliomolar (Vivadent®) foram as primeiras a atender minimamente tais exigências. Pôde-se observar em restaurações de até 3 anos um significativo aumento na sua qualidade clínica, muito embora ainda fossem percebidos desgastes em ambas as resinas, notadamente nos contatos oclusais. A análise dessas regiões ao microscópio eletrônico de varredura mostrou que havia um "arrancamento" de partículas, especialmente as maiores, que, por serem demasiadamente duras, não se desgastavam, mas sim, eram removidas. A este processo de falência entre a união da matriz orgânica e inorgânica deu-se o nome de **efeito barranco**.

Em 1985, Leinfelder[10] sugere que, para resolver este novo problema, as cargas deveriam ser reduzidas em termos de dureza superficial, pois a resina P50, recém formulada com uma quantidade de carga elevada, cerca de 84%, apresentava um comportamento paradoxal: tinha boa resistência ao desgaste, porém causava, por atrição, o desgaste do esmalte do dente antagonista. Atribui-se essa particularidade à altíssima dureza da partícula de silicato de zircônio. Com a resina P30, parte da carga era de óxido de zinco vitroso, menos dura. Assim, a ideia foi fazer um material que apresentasse grande quantidade de carga, porém mais **homogêneo** em termos de dureza superficial e perfil de desgaste. Dessa forma, a odontologia compreendeu que as resinas poderiam ser viáveis mesmo se desgastando, porém, de maneira homogênea. Sabe-se que o esmalte se desgasta por volta de 5 micrômetros ao ano, e o amálgama em torno de 7 micrômetros, porém eles o fazem sem provocar súbitas mudanças de forma, o que leva a uma reacomodação interdentária, gerando, não raro, problemas de natureza oclusal. De fato, a partir da sugestão atribuída a Leinfelder,[11] as resinas tomaram um rumo clinicamente aceitável, com melhorias gradativas, porém, com esta base já formada. As resinas híbridas, por serem ricas em carga, passaram a ser consideradas como material indicado para dentes posteriores. A redução ainda maior de carga, cuja média estava em torno de 5 micrômetros, para uma média de 0,7 micrômetros, criou outra categoria de resina: as **micro-híbridas**. Os anos 80 finalizam com a disponibilidade, no mercado, de resinas compostas bastante reforçadas e homogeneizadas, porém, ainda sem dados clínicos que comprovassem a indicação, sem restrições, para dentes posteriores. Trabalhos clínicos de Leinfelder,[12] e laboratoriais como os de Cardoso,[13] demonstraram que as resinas alcançaram um estágio satisfatório para uso em dentes posteriores.

A agilidade em avaliar os novos materiais foi obtida a partir do dispositivo criado por Leinfelder, em 1986:[12] com uma máquina de ciclagem mecânica, que reproduzia com bastante semelhança os movimentos da cavidade bucal, e em um tempo infinitamente menor, foi possível verificar o possível comportamento clínico dos materiais.

No final da década de 1980 e início dos anos 1990, a Faculdade de Odontologia de Pelotas, RS, desenvolveu uma série de pesquisas clínicas para avaliar o comportamento comparativo de resinas entre si e entre resinas e amálgama, materiais que disputavam as mesmas indicações. Foi utilizada, para isso, a metodologia de avaliação por réplicas, por fotografias ou por modelos de gesso, os quais permitiam a avaliação retrospectiva e a possibilidade de identificar tempos mais ou menos exatos de quando os desgastes começavam a ocorrer e quando passavam a se acentuar (Fig. 4.1). Os métodos de identificação dos

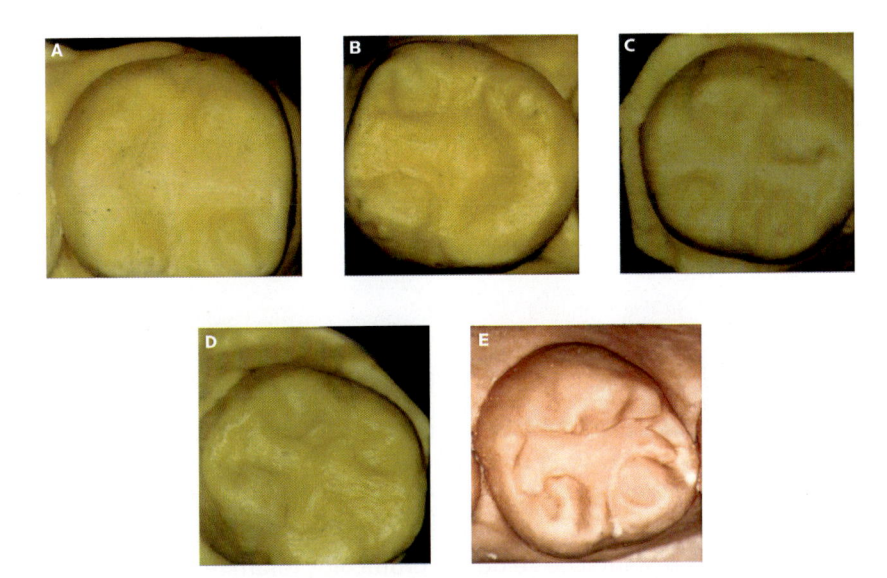

Figura 4.1 – (A-D) Mostra a escala para classificação das restaurações de resina composta, da melhor para a pior. (E) Em cor diferente, esta imagem representa o índice com necessidade de substituir a restauração.

QUADRO 4.1 – Critérios de avaliação de desgaste superficial

Critério	Definição
Alfa – Cvar e Ryges A – Busato e cols.	Não são observadas alterações em relação ao modelo baseline.
Bravo – Cvar e Ryges B – Busato e cols.	Alteração de desgaste superficial em uma parede, quando comparada ao modelo baseline.
Charlie – Cvar e Ryges C – Busato e cols.	Alteração de desgaste superficial em duas paredes, quando comparadas ao modelo baseline.
D – Busato e cols.	Alteração de desgaste superficial em todas as paredes, quando comparadas ao modelo baseline.
E – Busato e cols.	Desgaste ou fraturas distribuídas na superfície da restauração. Necessidade de reparo ou troca da restauração.

Fonte: Cvar e Ryge.[14]

desgastes foram comparativos e qualitativos, sempre feitos por dois avaliadores treinados, que não identificavam nem a técnica e nem os produtos que seriam avaliados. A escala Leinfelder,[12] por micrômetros, e a escala L-M,[15] também por micrômetros exemplificados em modelos foram os parâmetros. Taylor, em 1990,[16] discutiu as características das escalas L-M[15] e Leinfelder[11] e ainda as propostas de avaliação clínica da Unit State Public Helth Service (USPHS), validando-as como métodos de avaliação clínica comparativa. Baseado nestas escalas, o grupo de autores deste capítulo criou uma escala própria, não mais comparando distintas restaurações em diferentes dentes e em diferentes pacientes, mas sim sendo o próprio dente o fator de comparação, nos diferentes tempos em que seriam avaliados. O método de avaliação é visto no Quadro 4.1 e, nas Tabelas 4.1 a 4.5, os números de restaurações e resultados da pesquisa.

Essas pesquisas originaram vários trabalhos de pesquisas, entre os quais está um trabalho publicado na Revista Brasileira de Odontologia[17] e outro na Revista Gaúcha de Odontologia;[18] ambos podem ser vistos a seguir, nas Figuras 4.2 e 4.3.

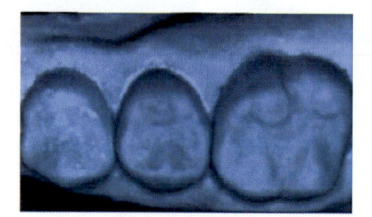

Figura 4.2 – Aspecto inicial do modelo das restaurações.

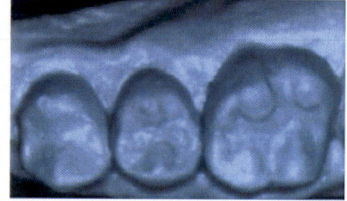

Figura 4.3 – Aspecto do modelo das restaurações 3 anos depois.

Essas mesmas restaurações e outros protocolos foram reunidos em uma avaliação de 12 anos, cujos resultados estão detalhadamente explicados nas Tabelas 4.1 a 4.5.

TABELA 4.1 — **Número de restaurações colocadas e número de restaurações que foram avaliadas para cada material**

Material	No total	No avaliadas	No não avaliadas
Amálgama	44	26	18
P50	28	16	12
Herculite	28	14	10
P30	18	12	06
Heliomolar	25	17	08
Estilux Post	22	10	12
Full Fil	20	08	12
Total	181	103	78

Percentual de retorno: 58%

TABELA 4.2 — **Distribuição dos diferentes materiais por grupos de dentes**

Material	Molares	Pré-molares
Amálgama	20	06
P50	12	04
Herculite	06	08
P30	10	02
Heliomolar	14	03
Estilux Posterior	02	08
Full Fil	08	–

TABELA 4.3 — **Classificação do desgaste oclusal, segundo tabela de Busato e colaboradores[17]**

Material	A	B	C	D
Amálgama	12	08	06	–
P50	04	08	04	–
Herculite	–	04	08	02
P30	–	03	06	03
Heliomolar	–	15	–	02
Estilux Post	–	–	06	04
Full Fil	–	–	06	02

TABELA 4.4 – **Avaliação da presença de contato proximal entre os dentes**

Material	Presente	Ausente
Amálgama	18	02 (vinte cavidades de classe II)
P50	12	04 (todas as cavidades de classe II)
Herculite	04	06 (dez cavidades de classe II)
P30	03	05 (oito cavidades de classe II)
Heliomolar	06	06 (doze cavidades de classe II)
Estilux Post	–	08 (oito cavidades de classe II)
Full Fil	04	04 (oito cavidades de classe II)

TABELA 4.5 – **Avaliação da presença de lesões cariosas em oclusal (O) e proximal (P)**

Material	Presente		Ausente
	O	P	
Amálgama	06	02	18
P50	–	06	10
Herculite	02	04	08
P30	02	03	07
Heliomolar	01	04	12
Estilux Post	–	03	07
Full Fil	02	04	02

A observação dos resultados demonstra, com clareza, que as resinas compostas apresentavam resultados clinicamente confiáveis por um período de cerca de 8 anos, mas que isso é também dependente do tipo de paciente que recebeu as restaurações. Um fato que se repetiu na longa avaliação de 12 a 15 anos foi a constatação de que um grupo de restaurações executadas pelo mesmo operador teve comportamento totalmente distinto em diferentes pacientes, o que leva a acreditar que, tanto quanto o manuseio do material e a eficiência de operador, o comportamento do paciente é decisivo para o resultado da restauração. Tal observação solidificou a decisão de que a avaliação de restaurações em pacientes com comportamentos totalmente diferentes oferece dados imprecisos. O comportamento das resinas foi surpreendentemente bom em vários pacientes (Fig. 4.4). No entanto, em outros casos, sem que a cavidade fosse necessariamente maior, o estado clínico era muito ruim, possivelmente em razão do mau comportamento do paciente (Figs. 4.5 e 4.6). Assim, avaliar o comportamento de **materiais** em um mesmo paciente, tendo como parâmetro a sua avaliação inicial, parece ser o mais adequado (Fig. 4.7).

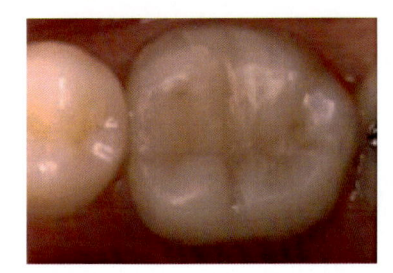

Figura 4.4 – Restauração em resina composta com comportamento satisfatório.

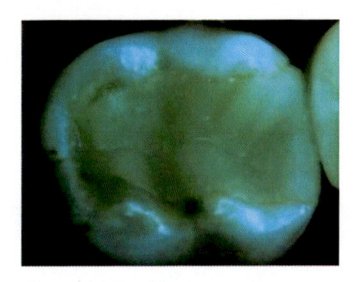

Figura 4.5 – Restauração em resina composta com comportamento insatisfatório.

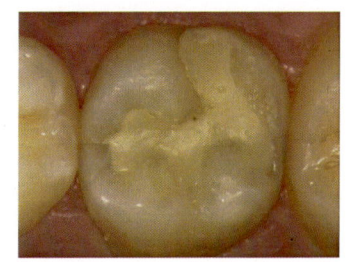

Figura 4.6 – Restauração em resina composta com alteração de cor.

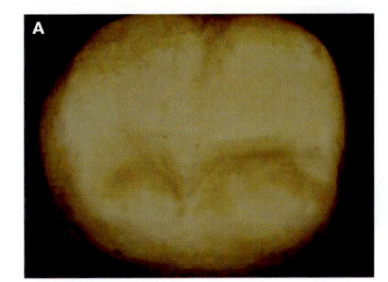

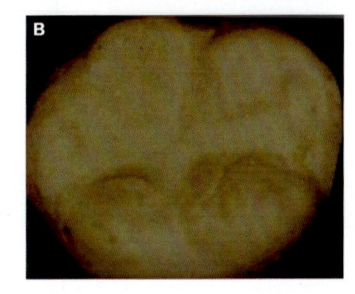

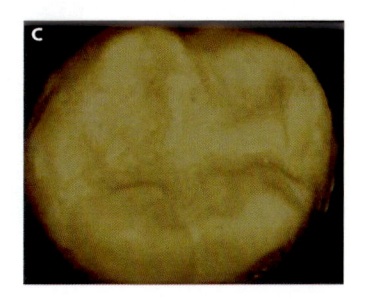

Figura 4.7 – Método em que a avaliação é intrapaciente, comparativa no tempo. As restaurações do mesmo paciente são comparadas entre si, sendo (A) Fase inicial; (B) após 1 ano; e, (C) após 3 anos. Nestes exemplos é possível identificar em que tempo ocorrem as perdas oclusais.

Fica claro que uma restauração de resina deve ser planejada de modo a contemplar o **antes** (as características da resina: híbrida, radiopaca e fotoativada), o **durante** (formas de conveniência, como isolamento absoluto, afastamento gengival, separação interdentária, colocação em incrementos, uso de matriz especial) e o **após** (acabamento, polimento, ajuste oclusal e acompanhamento pelo menos a cada 2 anos para, se for o caso, repolir a restauração).

> **ATENÇÃO**
> Não se deve esquecer que as falhas podem ser reparadas, consertadas, e que isto também é uma forma de acompanhar a longevidade das restaurações.

As Figuras 4.8 a 4.10 mostram um caso clínico de grande perda de estrutura dentária, na qual o amálgama estaria obviamente contraindicado, salvo se as paredes cavitárias remanescentes de esmalte socavadas fossem protegidas com ionômero de vidro ou resina composta. Aqui, a opção foi pelo material restaurador que protegesse a estrutura dentária remanescente, neste caso, resina composta.

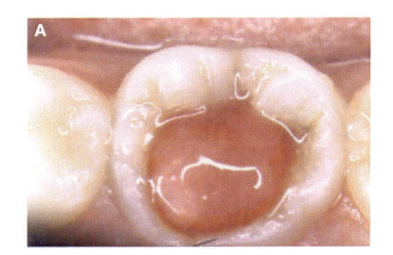

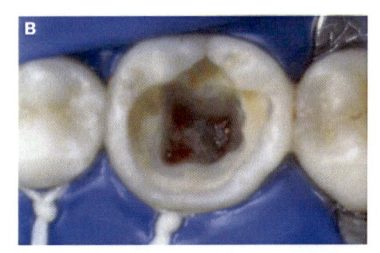

Figura 4.8 – (A) Lesão cariosa profunda. (B) Presença de polipo pulpar. Indicação de pulpotomia.

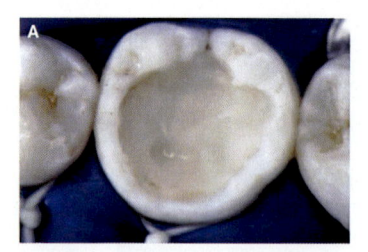

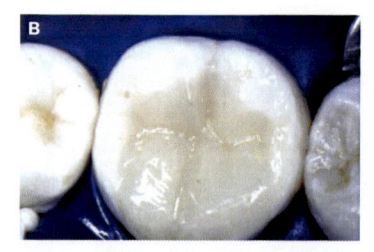

Figura 4.9 – (A) Proteção da polpa com hidróxido de cálcio e, após, (B) reforço com ionômero de vidro.

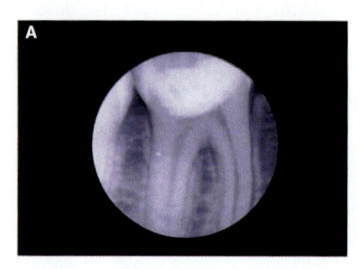

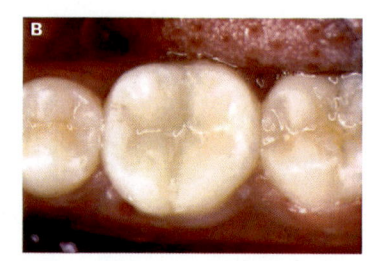

Figura 4.10 – (A) Imagem radiográfica da pulpotomia e (B) restauração realizada na mesma sessão.

As Figuras 4.11 a 4.21 mostram o caso clínico de perda de espaço interproximal, a restauração realizada na mesma sessão, a falta de contorno proximal visto na radiografia interproximal e o reparo do contorno proximal em uma sessão seguinte. Essa possibilidade de reparo é uma qualidade dos materiais adesivos, e que pode ser feito em diferentes momentos, sem necessidade de remoção total da restauração, o que se sabe, leva sempre ao aumento do tamanho da cavidade. Permitir correções é outra característica fundamental das resinas compotas, oferecendo, assim, menor risco de perda de estrutura dentária sadia.

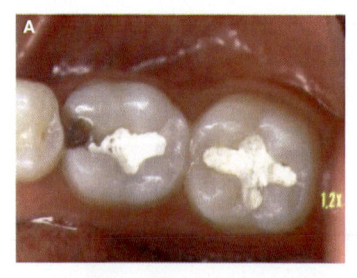

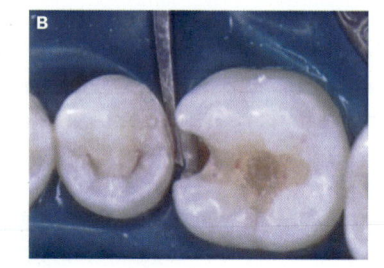

Figura 4.11 – Restaurações provisórias. Indicação de técnica restauradora com resina composta.

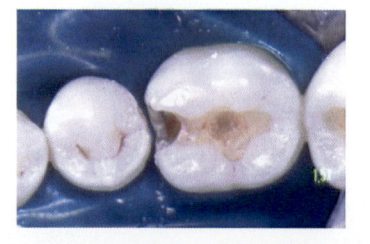

Figura 4.12 – Dente com cavidade preparada. Observe separação proximal.

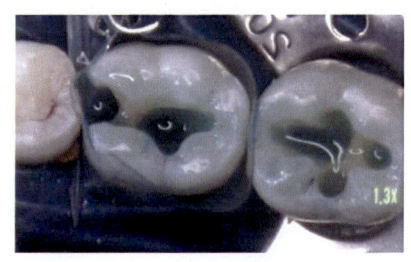

Figura 4.13 – Matriz de poliéster colocada com a cunha reflexiva em proximal. Condicionamento ácido total.

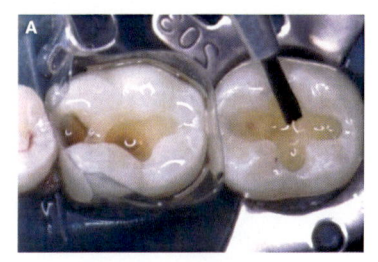

Figura 4.14 – (A) Aplicação do adesivo dentinário. (B) Importância da secagem estratégica.

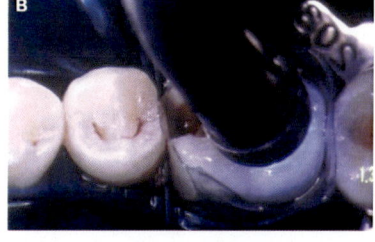

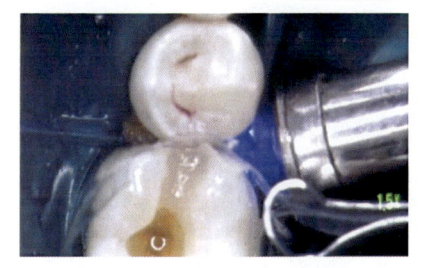

Figura 4.15 – Aplicação da primeira camada de resina na cavidade proximal e polimerização via cunha reflexiva.

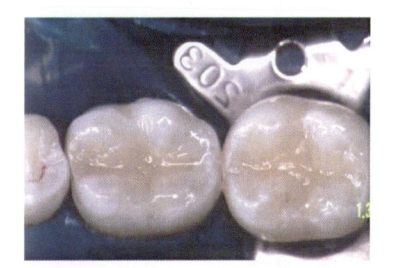

Figura 4.16 – Colocação de resina em camadas na cavidade oclusal, com leve excesso.

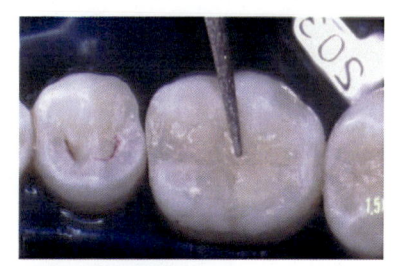

Figura 4.17 – Com ponta diamantada de granulação fina, faz-se a definição da anatomia oclusal.

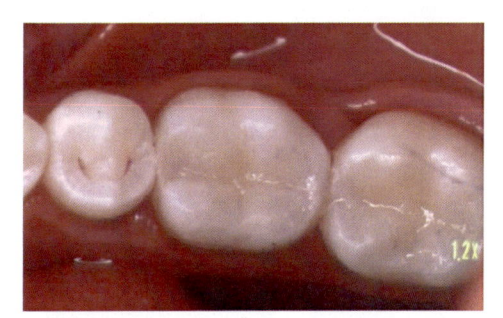

Figura 4.18 – Remoção do dique e verificação da relação oclusal.

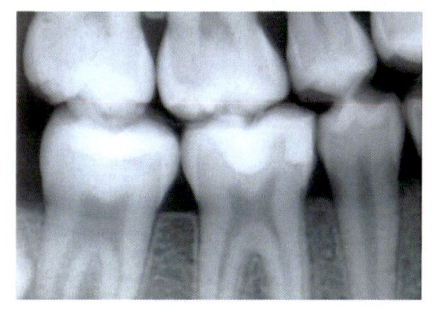

Figura 4.19 – A radiografia interproximal mostra defeito de contorno na face proximal.

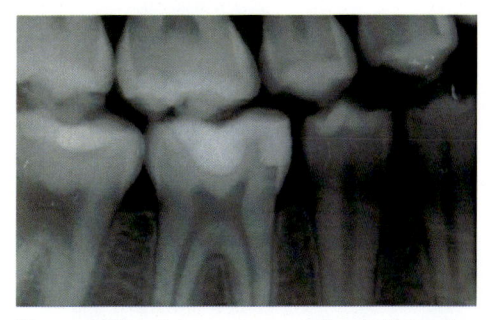

Figura 4.20 – Colocou-se uma tira de borracha para produzir o afastamento dentário e, assim, realizar a correção do contorno com acréscimo de resina.

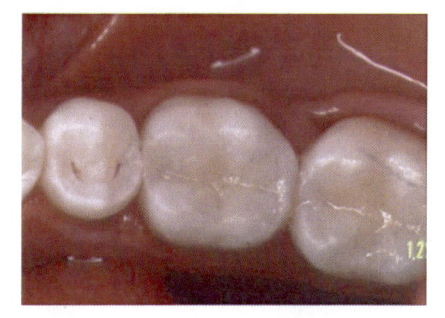

Figura 4.21 – Aspecto final.

No caso clínico apresentado por meio das Figuras 4.22 a 4.32 é exemplificada uma situação em que se avaliou o comportamento de uma resina composta, em dentes posteriores, substituindo o amálgama em uma grande cavidade com avaliação nos tempos inicial, 2 anos, 4 anos, 6 anos e 8 anos, bem como a avaliação por meio de radiografia interproximal do contato após período de 8 anos.

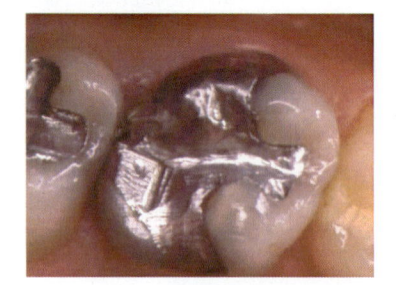

Figura 4.22 – Restauração de amálgama deficiente.

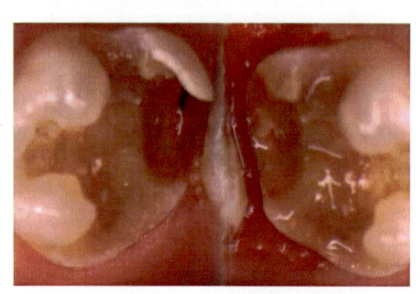

Figura 4.23 – Realização de uma cunha interproximal para remoção da papila.

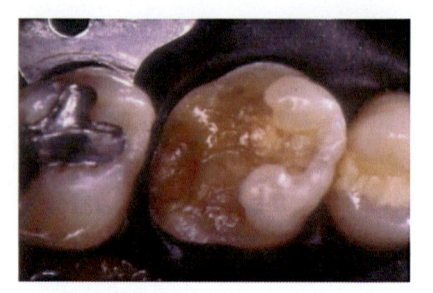

Figura 4.24 – Dente com cavidade preparada.

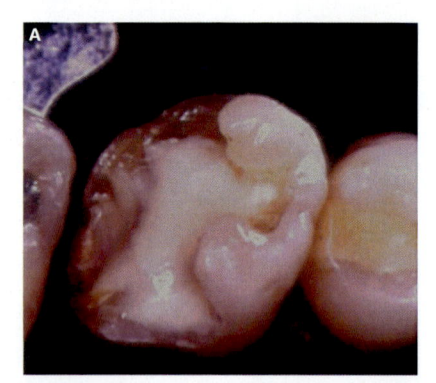

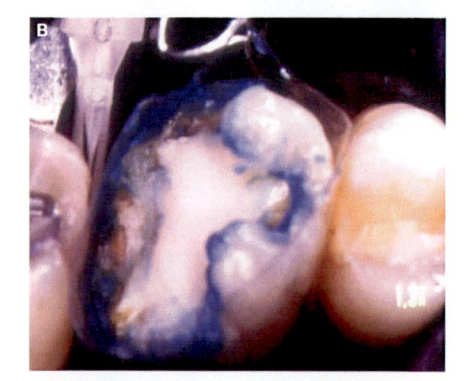

Figura 4.25 – Proteção pulpar executada com ionômero de vidro e condicionamento ácido.

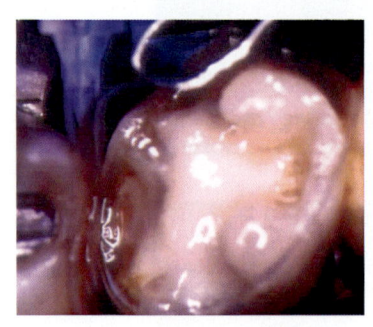

Figura 4.26 – Matriz posicionada e aplicação do adesivo dentinário.

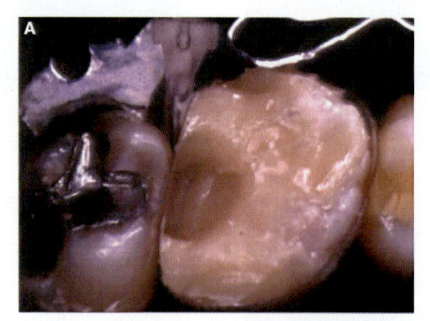

Figura 4.27 – Resina colocada em camadas e espaço destinado a colocação de uma pérola de resina para facilitar a construção do ponto de contato.

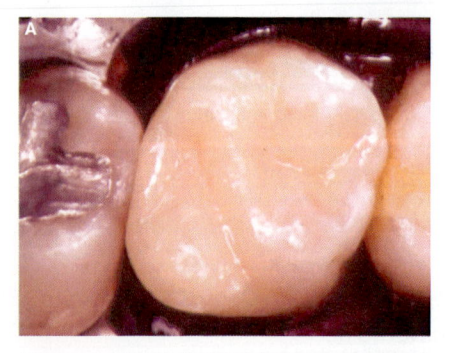

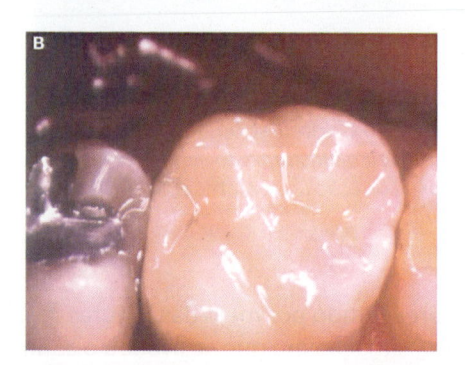

Figura 4.28 – Definição da forma anatômica e aspecto clínico inicial.

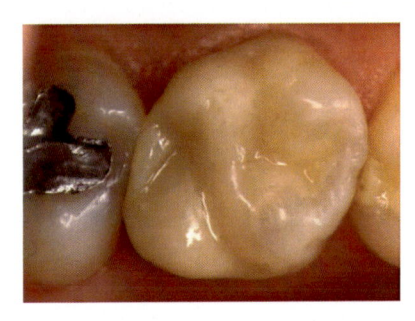

Figura 4.29 – Aspecto da restauração após 2 anos.

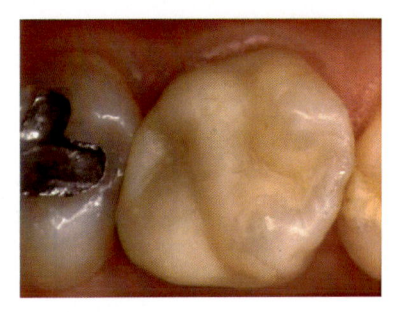

Figura 4.30 – Aspecto da restauração após 4 anos.

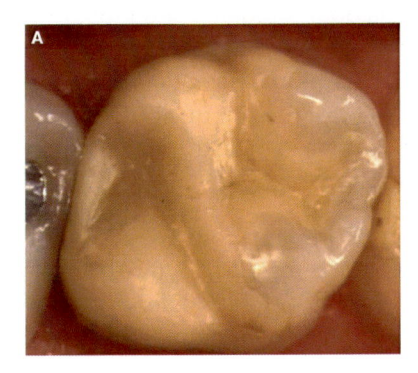

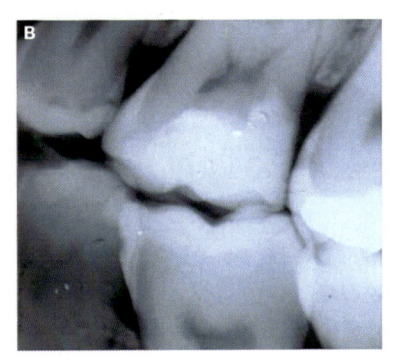

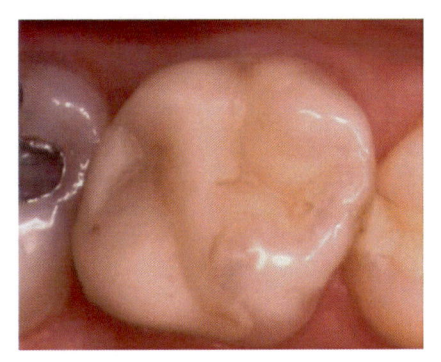

Figura 4.31 – (A) Aspecto da restauração após 6 anos. (B) Imagem radiográfica do ponto de contato.

Figura 4.32 – Aspecto da restauração após 8 anos.

Este conjunto de propostas e avaliações, aliado aos trabalhos de Leinfelder[10] e Cardoso,[13] permitiu chegar à conclusão de que as resinas compostas estavam em um estágio possível de indicação para dentes posteriores. Os anos 90 foram pródigos em novos materiais, como as resinas condensáveis, resinas nanométricas e nano-híbridas.

Foram questionados os métodos de polimerização e houve a substituição de componentes que, como se descobriu, eram responsáveis pela "hidrólise química das resinas", como o TEGDMA, que foi substituído por BIS-EMA nas resinas compostas da 3M™. Mais recentemente, uma nova revolução: o BISGMA, aparentemente eterno componente básico das resinas, foi substituído por uma combinação de siloxano e oxirano, o que permitiu uma composição qualificada de SILORANO, com baixa contração de polimerização e reduzida sorção de água, que, somadas, permitem seguramente uma restauração mais estável.

Não resta dúvida que as resinas compostas são hoje o material mais utilizado em dentes posteriores, condição alcançada em 2002, de acordo com relato de Christensen, em 2003, em comunicação pessoal no Congresso Paulista de Odontologia.

PARA PENSAR

Restaurar também é uma forma de tratamento. Neste momento da odontologia, tem-se clareza que o melhor tratamento é aquele que educa, modifica e mantém a boca livre de biofilme, portanto, saudável.

Visto inicialmente com desconfiança e descrédito pela classe odontológica mais conservadora, o material se tornou, em menos de 50 anos, capaz de reforçar a estrutura dentária e ao mesmo tempo cumprir papel estético, algo impensável nos anos 70.

O trabalho de Mondelli, em 2007,[1] abordando como conseguir excelência em restaurações para dentes posteriores com resina composta, foi o atestado definitivo para o uso deste material em distintas cavidades. Chain e Baratieri[19] também sugerem o material para dentes posteriores, ainda que se conheçam algumas de suas limitações, o que nenhum material restaurador deixa de apresentar.

Assim, evitar a instalação da doença, por meio da educação, deve ser o primeiro objetivo de todo profissional da odontologia. O segundo deve ser intervir precocemente, o que pode evitar que muitas lesões necessitem de tratamento restaurador. E, se ainda assim houver lesão cariosa em dentina, deve-se usar material restaurador que possibilite uma intervenção mínima, com a menor remoção da estrutura dentária possível, como descrito no início deste capítulo.[20]

O compromisso dos profissionais em odontologia é com a saúde, contribuindo para reverter o modelo cirúrgico-restaurador que levou brasileiros a perder cerca de um bilhão e 800 milhões de dentes, mesmo indo ao dentista. Esse dado mostra que o modelo de odontologia anteriormente em vigor tratava as sequelas, sem atacar a causa do aparecimento da doença.

É possível viver sem cárie. A estética, dentes brancos, alinhados, sem cárie, é o novo desejo da população. Aos profissionais da odontologia cabe a tarefa de concretizar esse sonho, permitindo à população viver e morrer sem que se tenham dentes cariados e ou restaurados. É uma nova geração da odontologia.

A sequência clínica das Figuras 4.33 a 4.41 descrevem a remoção de várias restaurações de amálgama e a consequente substituição por resina composta P60 por razões estéticas.

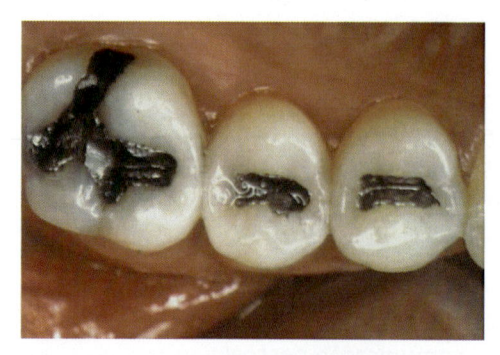

Figura 4.33 – Restaurações de amálgama antigas.

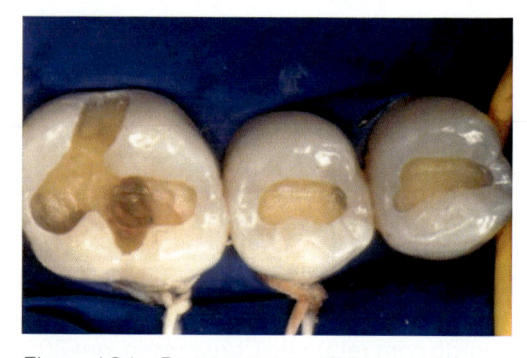

Figura 4.34 – Preparações cavitárias.

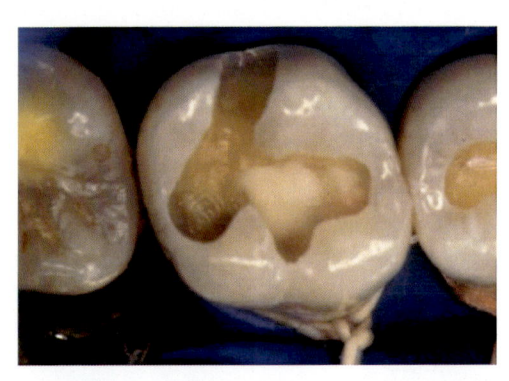

Figura 4.35 – Em áreas profundas, a proteção foi feita com ionômero de vidro.

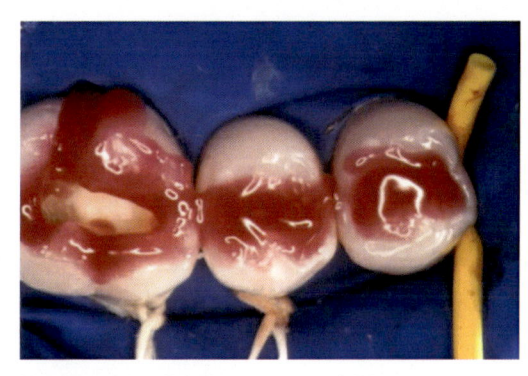

Figura 4.36 – Condicionamento ácido.

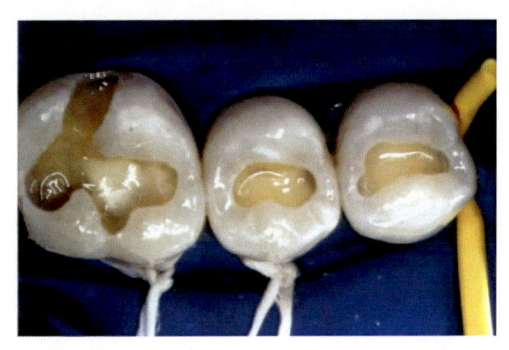

Figura 4.37 – Aplicação de agente de união.

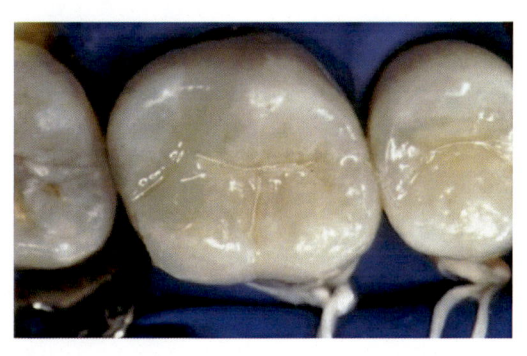

Figura 4.38 – Colocação de resina composta em definição da forma anatômica.

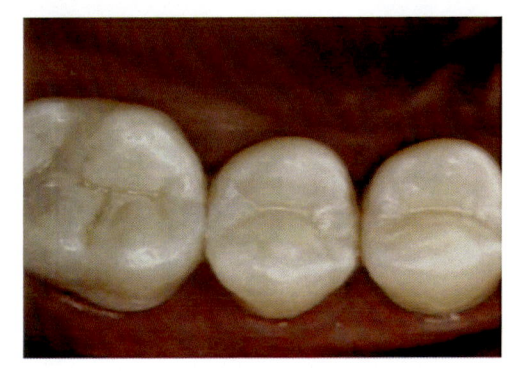

Figura 4.39 – Restaurações concluídas.

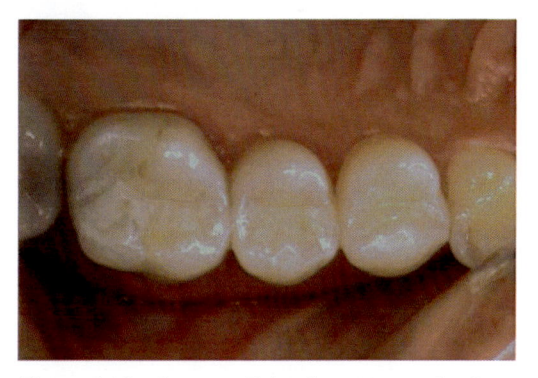

Figura 4.40 – Aspecto clínico das restaurações 2 anos depois.

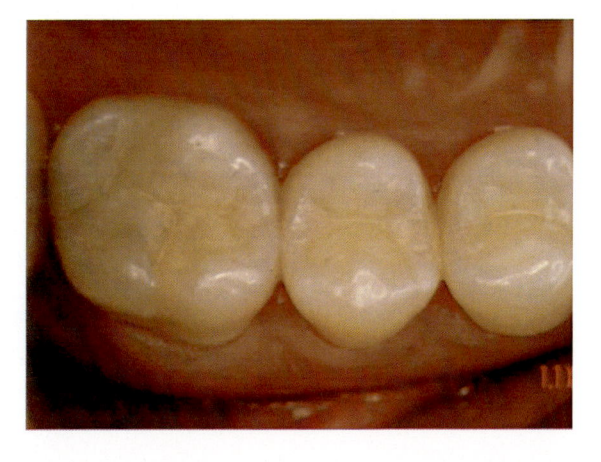

Figura 4.41 – Aspecto clínico das restaurações 4 anos depois.

As Figuras 4.42 a 4.50 mostram um caso de lesão cariosa aguda, em que, na remoção da dentina cariada, houve exposição pulpar, execução de curetagem pulpar (paciente com idade de 17 anos), proteção com hidróxido de cálcio + ionômero de vidro e restauração com resina composta TPH.

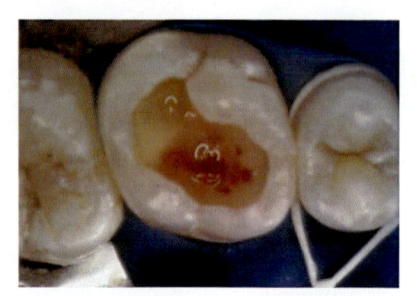

Figura 4.42 – Lesão de cárie aguda. Na remoção do tecido cariado houve exposição pulpar acidental.

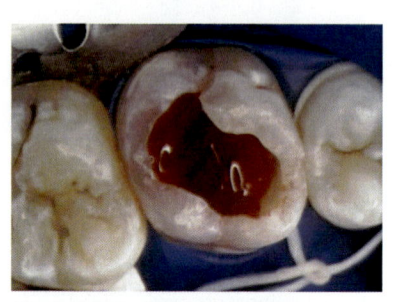

Figura 4.43 – Executou-se uma curetagem pulpar.

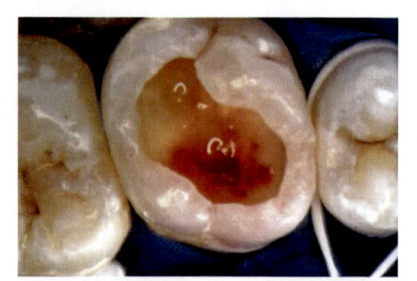

Figura 4.44 – Lavagem abundante com água de hidróxido de cálcio.

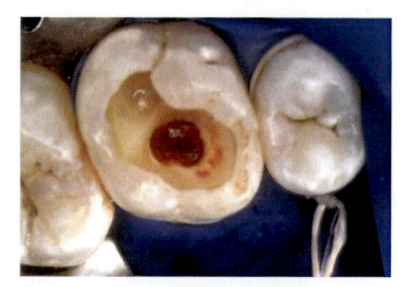

Figura 4.45 – Hemostasia e aspecto do tecido pulpar.

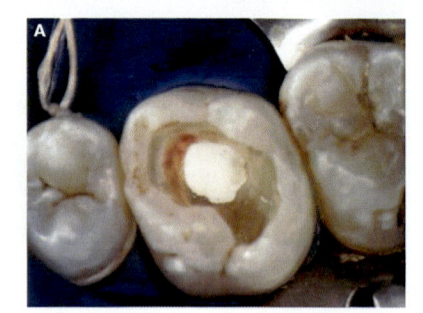

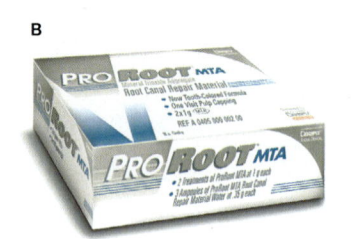

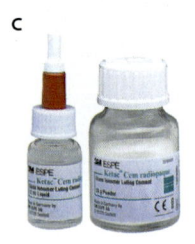

Figura 4.46 – Proteção direta executada com MTA e após recobrimento do ionômero de vidro.
Fonte da Figura A: Proroot MTA.[21]
Fonte da Figura B: Ketac™ Cem Radiopaque Permanent Glass Ionomer Luting Cement Triple Pack, 37231.[22]

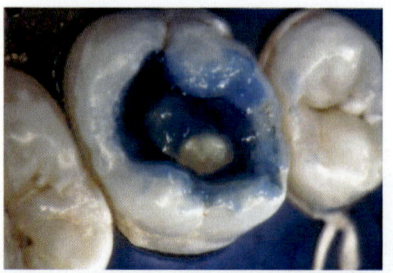

Figura 4.47 – Condicionamento ácido.

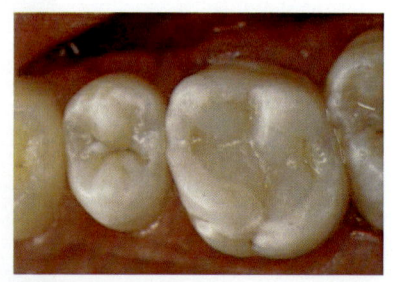

Figura 4.48 – Resina composta colocada em camadas.

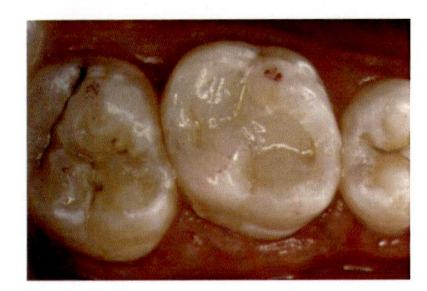

Figura 4.49 – Verificação da oclusão.

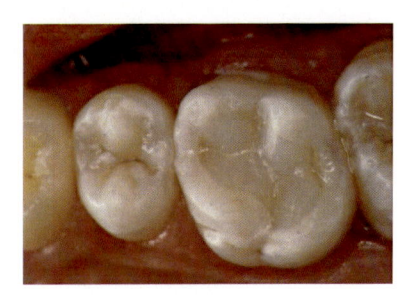

Figura 4.50 – Restauração após uma semana.

A sequência das figuras 4.51 a 4.66 mostra uma grande lesão cariosa, produzindo cavidade na forma de "casca de ovo", ou seja, com o esmalte coronário sem suporte de dentina e a indicação de uma restauração com resina composta para preservar a estrutura remanescente. Houve exposição pulpar e procedeu-se a uma curetagem seguida de proteção com hidróxido de cálcio e ionômero de vidro, tipo técnica do Sanduíche.

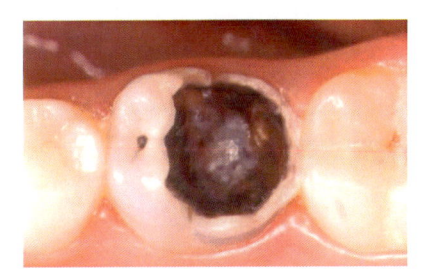

Figura 4.51 – Cárie profunda. Ampla destruição coronária.

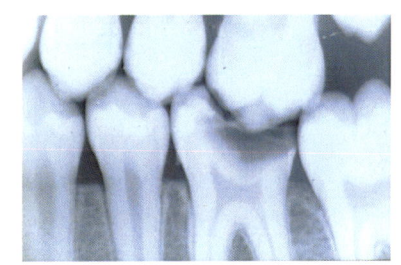

Figura 4.52 – Imagem radiográfica da lesão cariosa. Risco de exposição pulpar.

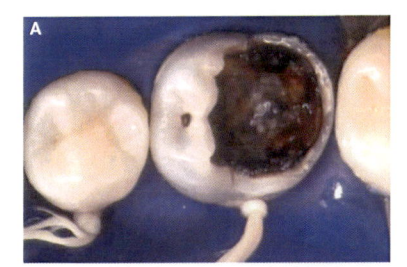

Figura 4.53 – Remoção do tecido cariado. Efetivamente houve exposição pulpar.

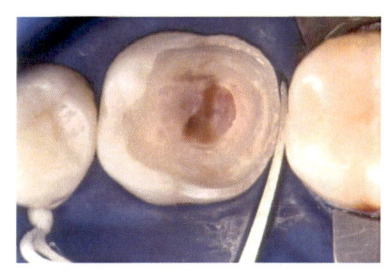

Figura 4.54 – Com o cinzel de Weldstead, executando separação proximal para facilitar a adaptação da matriz e a confecção do ponto de contato.

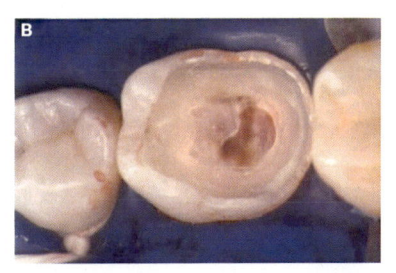

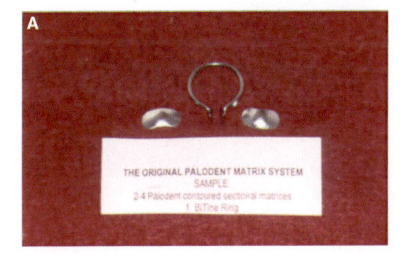

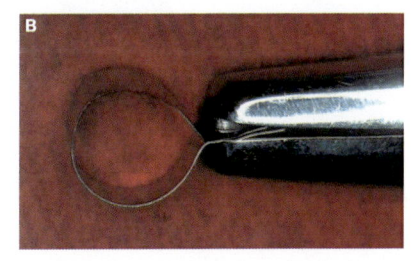

Figura 4.55 – Uso recomendado de matriz especial, tipo Palodent ou matriz individual rebitada.

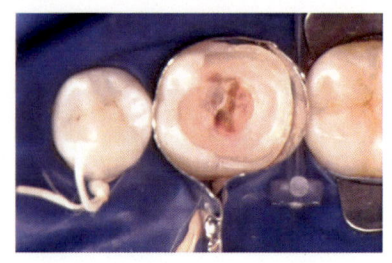

Figura 4.56 – Preparo e adaptação da matriz individual, tipo rebitada.

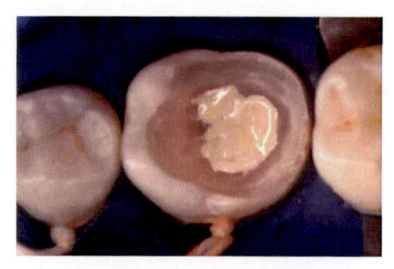

Figura 4.57 – Proteção da polpa exposta com hidróxido de cálcio.

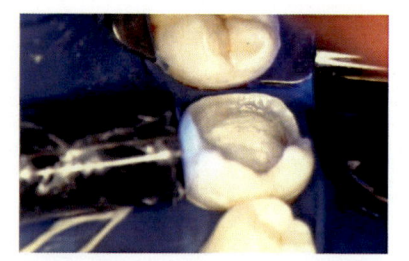

Figura 4.58 – Sobre o hidróxido de cálcio se colocou ionômero de vidro.

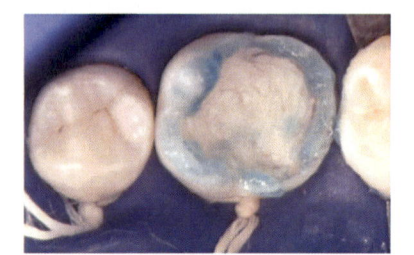

Figura 4.59 – Condicionamento ácido da estrutura dentária por 25 segundos.

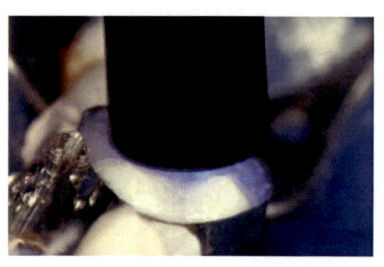

Figura 4.60 – Aplicação do adesivo dentinário e polimerização por 10 segundos.

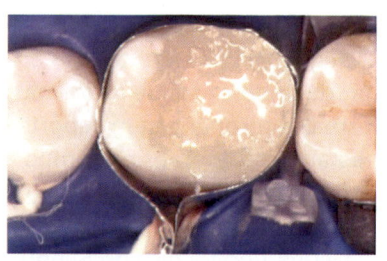

Figura 4.61 – Matriz metálica rebitada em posição. Obseve o brunimento da matriz em proximal para facilitar a confecção do ponto de contato.

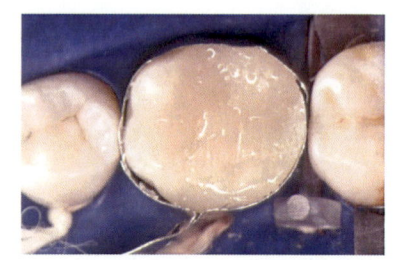

Figura 4.62 – Colocação de diferentes camadas de resina composta e definição da forma anatômica.

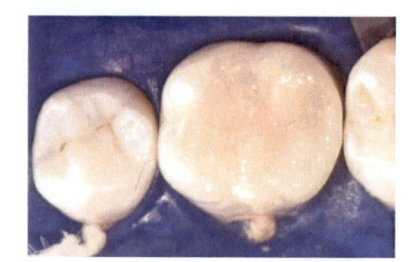

Figura 4.63 – Remoção da matriz e da cunha de madeira e finalização da superfície oclusal.

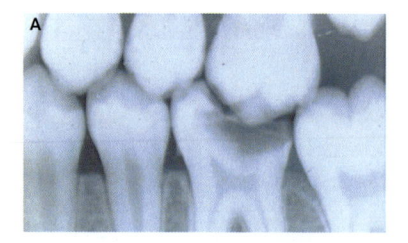

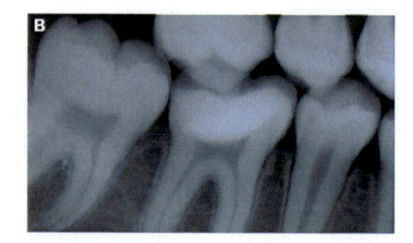

Figura 4.64 – Radiografia interproximal da lesão após a restauração.

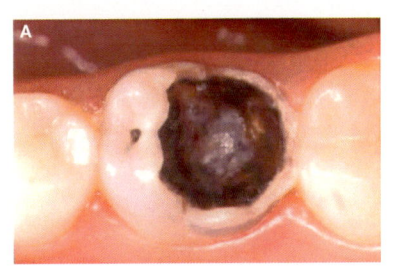

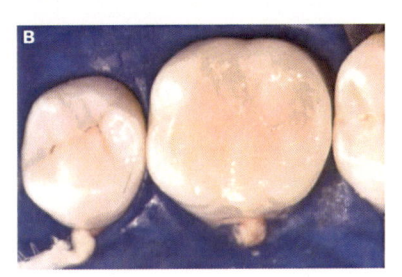

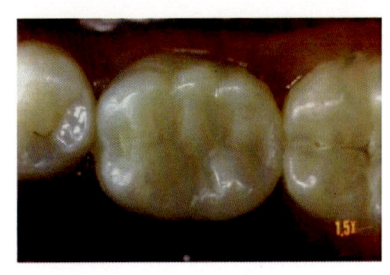

Figura 4.65 – (A) Aspecto clínico prévio e (B) após a execução da restauração.

Figura 6.66 – Aspecto clínico após dois anos.

CONSIDERAÇÕES FINAIS

Desde o seu surgimento no cenário mundial, há 50 anos, as resinas, idealizadas por Bowen,[6] foram evoluindo de forma extraordinária e sofrendo modificações e acréscimos de tal modo relevantes que era previsível que chegassem ao patamar em que estão hoje (embora tenham surgido como um material limitado a cavidades em que a exigência branca era importante, mesmo sem o valor estético dos dias de hoje).

Já na década de 1960 era possível prever que as resinas se tornariam o material de escolha, não só em dentes anteriores, mas também em posteriores. Experiências clínicas com resina em dentes posteriores apontavam defeitos, mas estes foram sendo corrigidos de tal modo que, ao final dos anos 80, já era admissível o uso desse material em cavidades de classe I e II.

Na década de 1990, as resinas atingem um limite de qualidade bastante bom, as técnicas restauradoras são em muito melhoradas (pré-afastamento, matriz metálica, polimerização incremental, técnica do sanduíche, etc.) e os materiais sofrem importantes modificações (mais carga, mudança dos diluentes, resinas condensáveis, menor hidrofilia). Além disso, com o reconhecimento da importância do profissional na escolha, manuseio e acabamento, as restaurações passaram a apresentar um bom comportamento clínico. Hoje as resinas compostas são o material mais utilizado em dentes posteriores. Ainda que o amálgama seja o material de maior resistência ao desgaste no segmento posterior, o fato de as resinas serem brancas, permitirem preparações cavitárias mais conservadoras e reforçarem o remanescente dentário, isoladamente ou com o auxílio do ionômero de vidro (técnica do Sandwiche), tornou-as o material de escolha na odontologia quando se pensa em restaurações diretas.

A indispensabilidade das resinas compostas está, entre tantas razões, também no fato de elas serem capazes de restaurar situações graves. No caso clínico a seguir, em que a lesão cariosa praticamente destruiu o dente, a possibilidade de utilização conjunta com o ionômero de vidro permitiu que, com uma restauração direta, a recomposição funcional e estética fosse alcançada.

5

Tratamento restaurador em lesões cervicais cariosas e não cariosas

Bruno Saldini
Adair Luiz Stefanello Busato
Jéssika Barcellos Giuriato
Gustavo Broliato
Eduardo Galia Reston
Claudio Sato
Adriano Sapata

INTRODUÇÃO

As **cavidades de classe V** (lesões cervicais) são aquelas que se situam no terço gengival das superfícies lisas vestibulares ou palatinas-linguais dos dentes e que são desenvolvidas a partir de uma lesão cariosa (Fig. 5.1) ou de um processo de abrasão/erosão (Fig. 5.2).

A **abrasão** é resultante de um desgaste patológico da estrutura dentária decorrente de algum processo mecânico anormal, enquanto a **erosão** se caracteriza pela perda dos tecidos dentários proveniente de um processo químico destituído da ação bacteriana.

Embora causadas por agentes diversos, em ambas as lesões aplica-se o **mesmo tratamento**. Pouco tempo atrás, muitas lesões desta natureza eram restauradas com ouro em folha, coesivo, ou com amálgama.

OBJETIVOS DE APRENDIZAGEM

- Conhecer as técnicas para o tratamento de lesões cervicais originadas a partir de uma lesão cariosa ou de um processo de abrasão/erosão.

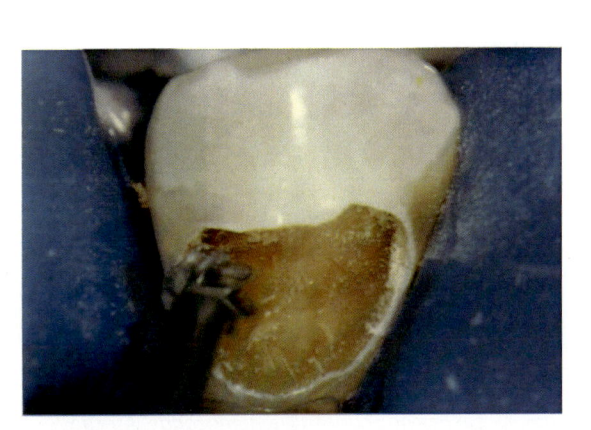

Figura 5.1 – Lesão de cárie aguda.

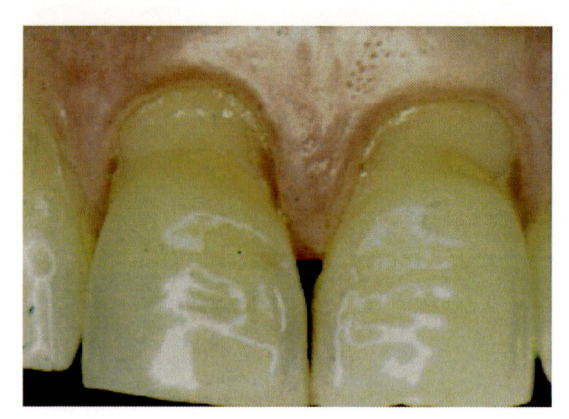

Figura 5.2 – Abrasão cervical por escovação incorreta por um período aproximado de de 12 anos.

Outro grande problema encontrado relacionava-se com a proteção pulpar, pois os materiais utilizados propiciavam uma combinação de cor insatisfatória. A opção por materiais estéticos (resinas acrílicas) frustravam não só os pacientes, mas igualmente os profissionais, em função da rápida alteração de cor, manchamento e desgaste.

Lesão de abfração

Apresenta-se em forma de cunha, geralmente profunda e com margens bem definidas.

As **lesões cervicais não cariosas** podem ocorrer também pelo processo denominado **abfração**, resultante de microfraturas que ocorrem no esmalte devido à flexão do dente em função de trauma oclusal. O mecanismo pelo qual ocorrem as lesões de abfração foi descrito inicialmente por Lee e Eakle.[1] Segundo esses autores, o componente horizontal das forças oclusais mal dirigidas pode produzir tensões de tração e/ou compressão na região cervical, levando à fratura do esmalte nessa região. Tal fratura se dá por ser o local onde o momento flexor é máximo e o diâmetro do dente, menor, o que ocasiona concentração de tensões. Além disso, trata-se de uma região em que a espessura de esmalte é menor.

As lesões cervicais por erosão/abrasão atingem aproximadamente 20% dos dentes permanentes[2] e, na maioria dos casos, a restauração da estrutura dentária perdida está indicada face à sensibilidade que o paciente apresenta a estímulos físicos e químicos; em algumas situações, a intervenção também se faz necessária em função de problemas estéticos. A erosão que atinge a área cervical também pode produzir lesões oclusais, o que pode ser potencializado pelo efeito da atrição oclusal (Fig. 5.3).

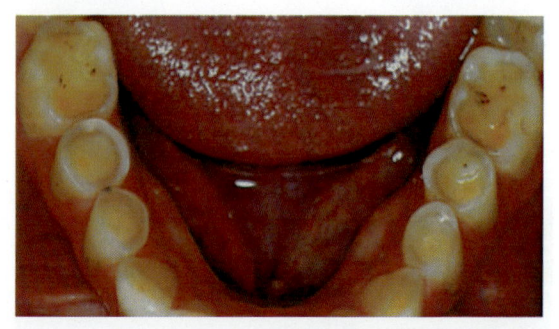

Figura 5.3 – Lesões não cariosas generalizadas. Atrição, abrasão e uso de bebidas carbonatadas.

Antes do aparecimento dos materiais e técnicas atuais, as restaurações desse tipo de cavidade necessitavam da remoção adicional de tecido dentário, com o objetivo de se obter retenção para o material. Após a introdução do condicionamento ácido do esmalte por Buonocore,[3] as resinas compostas se tornaram o principal material de escolha, tendo como vantagens a retenção e o selamento marginal para as cavidades com margens em esmalte. Para as cavidades que não apresentam uma das paredes em esmalte, as restaurações com resinas compostas ainda se mostram críticas em relação à retenção e ao selamento marginal.

As cavidades de classe V, embora possam ser corrigidas por meio de um tratamento restaurador aparentemente simples, uma vez que apresentam acesso direto durante as manobras operatórias, exigem maior cuidado e esmero da técnica, face aos fatores que interferem no sucesso clínico da restauração. Dentre esses fatores, devem ser considerados os seguintes:

- uma das paredes geralmente se localiza no limite amelo-dentinário, estendendo-se à dentina ou cemento radicular;
- as lesões em geral são consideradas profundas sob o ponto de vista biológico, porém rasas mecanicamente;
- esse tipo de cavidade tem como característica a proximidade com o periodonto marginal, podendo, em muitas situações, estender-se subgengivalmente.

Em razão dos fatores mencionados, esse tipo de lesão requer sempre uma análise anterior ao início do preparo cavitário e ao procedimento restaurador, tendo em vista que as manobras do tratamento dependerão do tipo de lesão, localização de suas margens e sua relação com o periodonto. Para aquelas lesões que se estendem subgengivalmente ou se localizam no nível de sulco gengival, alguns procedimentos deverão ser adotados com o objetivo de se produzir um afastamento gengival adequado para expor toda a margem cavitária. É possível que neste momento seja necessária uma interação entre dentística e periodontia. Os métodos possíveis de utilização incluem o afastamento com grampo retrator nº 212 de Ferrier, o uso de fios retratores ou os procedimentos cirúrgicos de gengivectomia e retalho total.[4] Dentre os métodos citados, o mais conservador é aquele obtido mecanicamente com o grampo nº 212, uma vez que possibilita que a gengiva retorne à normalidade em aproximadamente 48 horas.

RESTAURAÇÃO COM CIMENTO DE IONÔMERO DE VIDRO

Uma das indicações para os cimentos de ionômero de vidro do tipo restaurador é a sua utilização nas lesões de erosão/abrasão, sem necessidade de remoção de tecido, bem como nas cavidades de classe V cariosas. Essa indicação justifica-se fundamentalmente pela propriedade de adesividade do material. A adesão à estrutura dentária se dá segundo um mecanismo semelhante ao da reação pó/líquido. Quando a superfície do dente é molhada pelo líquido, íons de hidrogênio reagem com a superfície mineralizada, deslocando íons de cálcio e fosfato, os quais reagem com os grupos carboxílicos, produzindo uma **união química** entre o cimento e o dente. A adesão do ionômero de vidro à estrutura dentária é mais efetiva no esmalte do que na dentina.[5,6]

Para se alcançar uma adesão satisfatória, principalmente em relação aos cimentos restauradores, é importante que a massa obtida após a espatulação do material se apresente brilhante, significando que existe uma quantidade suficiente de líquido para molhar a superfície da cavidade. Além disso, é importante também limpar bem a superfície cavitária visando à **remoção dos detritos desagregados**. Essa limpeza ou tratamento dado à superfície dentinária ainda tem sido objeto de controvérsia, razão pela qual serão apresentadas considerações específicas sobre esse item.

A sensibilidade pode ser um dos fatores pelos quais o paciente busca atendimento. Abrasão de cemento exposto são possíveis causas de sensibilidade a trocas térmicas e ao ingerir açúcares (Figs. 5.4 e 5.5).

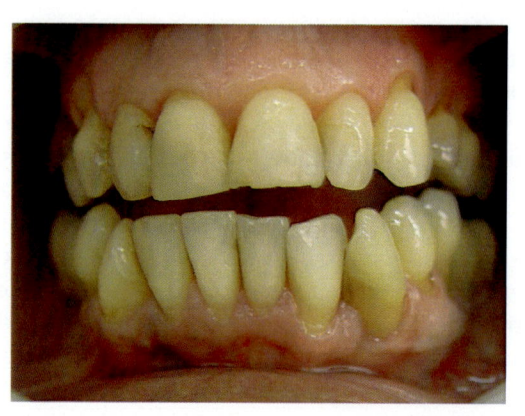

Figura 5.4 – Paciente com sensibilidade dentinária. Lesões de abrasão e abfração associadas. A região dos pré-molares é a mais afetada.

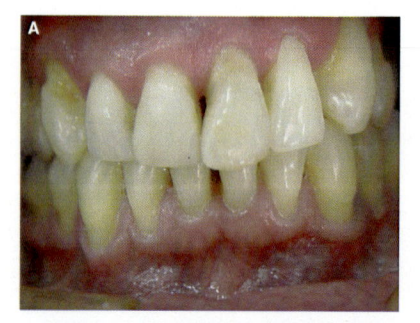

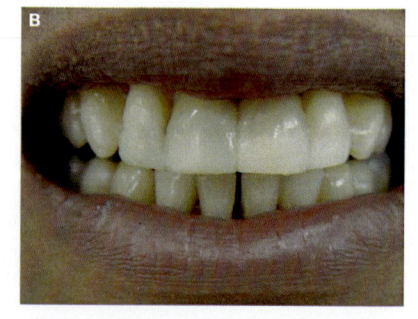

Figura 5.5 – (A) Paciente que apresentava perdas cervicais e sensibilidade nos dentes anteriores e posteriores foi tratado com restaurações mistas de ionômero de vidro e resina composta. (B) Recuperação estética e completo desaparecimento da sensibilidade.

PRÉ-TRATRAMENTO DA SUPERFÍCIE DENTINÁRIA

Atualmente, já está bastante difundido o conhecimento de que os procedimentos do preparo cavitário deixam sobre as paredes da cavidade uma camada de resíduos denominada **lama dentinária** ou *smearlayer*.

A lama dentinária é formada por uma matriz de natureza orgânica e inorgânica que adere fortemente à superfície dentinária. A decisão para que ela seja ou não removida, bem como o agente de limpeza indicado, ainda permanecem divergentes.

Alguns autores têm sugerido a possibilidade de se aprimorar a adesividade dos cimentos de ionômero de vidro por meio do tratamento das cavidades com soluções mineralizantes. Já a utilização de ácidos fortes (cítrico e fosfórico) como agentes de limpeza, além de remover a lama dentinária, atuaria ainda como agentes descalcificantes do esmalte e da dentina, diminuindo, de forma considerável, a quantidade de cálcio disponível para a adesão desejada e reduzindo, portanto, a força adesiva. Entretanto, a possibilidade de desobstrução da entrada dos canalículos acarreta uma eventual exsudação de fluído dentinário para a superfície da parede cavitária, interferindo negativamente na adesão do cimento com o dente.

O principio básico desse tratamento consiste, portanto, na remoção de detritos, placa e película adquirida, assim como de lama dentinária, se for o caso, com a preocupação de manter a maior quantidade possível de íons cálcio para favorecer a adesão e evitar afetar a lama dentinária de modo a desobstruir a entrada de canalículos dentinários.

Entre as soluções recomendadas podem ser citados o ácido tânico e ácido poliacrílico. Dessas, o ácido poliacrílico vem sendo objeto de investigação de modo mais acentuado, visto que possui grupos funcionais capazes de unir hidrogênio às estruturas dentárias, além de se mostrar efetivo como agente de limpeza.

Durante algum tempo, recomendava-se também a utilização de outras substâncias, entre elas o ácido cítrico a 50%. Os autores que preconizavam a utilização do ácido cítrico justificam o procedimento pelo fato de que a camada de detritos resultante do preparo cavitário atuaria como uma barreira física entre o cimento e o dente, impedindo, assim, o molhamento adequado da superfície dentária, fator primordial para que o mecanismo de adesão se processe. Por isso defendiam a remoção da lama dentinária.

Já os autores Navarro e colaboradores,[5] são contrários ao procedimento de total remoção da lama dentinária, apoiando-se na ideia de que o mecanismo de adesão dos cimentos de ionômero de vidro ocorre principalmente por ligações iônicas com radicais cálcio, e a utilização de ácidos fortes, como o cítrico ou fosfórico, tem a função de remover a lama dentinária, que é rica em radicais cálcio, os quais são capazes de formar uma ponte de união. Além disso, esses ácidos atuam como agentes descalcificantes, diminuindo de forma considerável a quantidade de cálcio disponível para uma adesão satisfatória, conforme mencionado anteriormente.

Braz,[7] fazendo referência a diversos trabalhos, relatam um aumento na força de união do cimento de ionômero de vidro às estruturas dentárias quando soluções que contêm o ácido poliacrílico são utilizadas.

Diversos trabalhos que descrevem a técnica restauradora com ionômero de vidro preconizam o pré-tratamento da dentina utilizando o ácido poliacrílico, seguido da lavagem da cavidade com água. Estudos mais recentes, no entanto, têm demonstrado que parece não haver evidências de que o uso do ácido poliacrílico para restaurações com ionômero de reação química influencie a sua *performance* clínica.

De acordo com Tyas,[8] vários fatores podem interferir nos resultados dos trabalhos laboratoriais com ácido poliacrílico, entre eles a ocorrência ou não de contaminação por saliva, a concentração do ácido, o método de aplicação e o intervalo de tempo transcorrido para avaliação.

Paulillo e colaboradores[9] avaliaram *in vitro* o efeito da aplicação do ácido poliacrílico a 40% (líquido do Durelon) durante 10 segundos, comparativamente à profilaxia com pedra-pomes e água com taça de borracha por 10 segundos. Os resultados mostraram que não houve diferença entre os dois procedimentos.

Pereira e colaboradores,[10] por sua vez, avaliaram a resistência à remoção por tração de restaurações mistas de cimento de ionômero de vidro e resina composta; utilizaram como agentes de limpeza ácido poliacrílico, solução ITS, ácido tânico, solução de hidróxido de cálcio e água. Os resultados desse estudo mostraram que não houve diferença significante entre as substâncias testadas, embora os espécimes que foram condicionados com ácido poliacrílico tenham apresentado valores numéricos mais elevados. À vista desses achados os autores recomendam que, no caso da impossibilidade do uso do ácido poliacrílico, a limpeza da cavidade seja feita com ácido tânico ou até mesmo exclusivamente com água.

Os trabalhos de Tyas[8,11] mostraram clinicamente que, em lesões de abrasão, cujas cavidades foram restauradas com ionômero de vidro após profilaxia com pedra-pomes e água somente ou associando-se ao uso de ácido poliacrílico a 25% por 10 segundos, parece não haver evidências de que o ácido poliacrílico ofereça vantangens superiores à profilaxia com pedra-pomes. Esse achado está em concordância com os trabalhos de Pulillo e colaboradores[9] e Pereira e colaboradores.[10]

A profilaxia com pedra-pomes tem sua indicação especialmente naquelas cavidades que não sofreram preparos com instrumentos rotatórios e, portanto, não apresentam lama dentinária na sua forma típica, e em cavidades que permitem o acesso à taça de borracha. Ao contrário, a limpeza pode ser efetuada com ácido poliacrílico.

Para as cavidades de erosão/abrasão, portanto, torna-se fundamental uma **limpeza que remova a película de saliva e detritos**, mantendo a superfície em condições adequadas para a aplicação do cimento; caso a dentina apresente-se esclerótica e com uma superfície extremamente lisa, recomenda-se um abrasionamento com uma ponta diamantada fina. Produz-se, assim, uma lama dentinária constituída essencialmente de uma camada de superfície gelatinosa de proteína coagulada com 0,5 a 15 μm de espessura, considerada de **alta energia**, e, portanto com capacidade de ampliar a eficácia da união dentinária.

PROCEDIMENTO RESTAURADOR

LESÕES DE EROSÃO/ABRASÃO

Após a avaliação da relação da gengiva marginal com a cavidade, procede-se a seleção da cor e anestesia do dente(s) envolvido(s). Para os ionômeros de geleificação química, é indispensável a seleção e adaptação de uma **matriz**, cujo uso tem como vantagens:

- diminuir a porosidade do material;
- auxiliar na maior interação do material com o dente;
- facilitar o acabamento superficial da restauração.

Essa matriz pode ser de alumínio recoberto por óxido, do Hawe-Neos, ou confeccionada com uma porção de tira de matriz de celofane ou poliéster, em forma trapezoidal, com dimensão ligeiramente superior à da cavidade. Para este caso, a cavidade é previamente preenchida com guta-percha, a matriz posicionada e uma contraplaca de godiva de baixa fusão comprimida contra a mesma; a godiva é suportada por meio do auxílio da tampa de uma agulha descartável após ser recortada em formato de pena.

Para as etapas seguintes, torna-se necessário o uso de isolamento absoluto com dique de borracha. Neste momento, deve-se tomar cuidado com as restaurações antigas de ionômero, adjacentes aos dentes a serem restaurados. Para que não ocorra perda de líquido (água) do material e consequente ressecamento com prejuízo da estética, as restaurações antigas deverão ser protegidas, o que pode ser realizado com verniz cavitário.

Em razão da propriedade adesiva dos cimentos de ionômero de vidro, as cavidades de erosão/abrasão não requerem preparo adicional com instrumentos rotatórios com o objetivo de evitar o deslocamento da restauração. Alguns autores recomendam a execução de um sulco retentivo na dentina ao nível da parede gengival.

Para os ionômeros fotopolimerizáveis, a observação clínica dos autores deste capítulo mostrou, até agora, que a não confecção do sulco de retenção produziu resultados plenamente satisfatórios; em nenhum dos casos efetuados foi constatada perda do material, durante período de observação de 5 anos. As observações estão de acordo com o resultado de um trabalho recente, conduzido por Maneenut e Tyas,[12] no qual os autores realizaram um total de 60 restaurações em cavidades de classe V, causadas por abrasão; as lesões receberam como preparo apenas a limpeza com pedra-pomes e água.

Para as lesões com profundidade inferior a 1 mm, é necessário que se realize um preparo mínimo, conservador, visando aumentar a espessura do cimento.

Como esse tipo de cavidade quase sempre dispensa a proteção do complexo dentina-polpa, procede-se com a limpeza e consequente tratamento da superfície dentinária. Para as restaurações com cimentos fotopolimerizáveis, a limpeza da cavidade inclui a utilização de um *primer*, seguindo-se as instruções do fabricante.

O preparo e a manipulação do cimento devem ocorrer de acordo com as recomendações de cada fabricante; especial ênfase deve ser dada à proporção pó-líquido e ao aspecto final da massa obtida. Preferentemente, o material deve ser inserido na cavidade usando uma seringa Centrix; com isso, ele se apresentará mais compacto, diminuindo o número de bolhas internas. A inserção do cimento poderá ser efetuada também com auxílio de uma espátula de inserção de *teflon*. Com a matriz previamente selecionada, faz-se a compressão do cimento e, usando-se uma sonda exploradora, removem-se os excessos de material.

Após a geleificação inicial do cimento, retira-se a matriz, e em seguida aplica-se uma camada de vaselina sólida. Transcorridos aproximadamente 10 minutos, removem-se os excessos grosseiros com instrumentos manuais (lâmina de bisturi, cinzel de Wedelstaedt, etc.), no sentido da restauração para o dente, uma vez que, em presença de algum degrau, se o sentido for contrário poderá ocorrer o deslocamento do material. Removidos os excessos grosseiros e a vaselina, aplicam-se duas camadas de verniz cavitário ou esmalte de unha, conforme recomendam Navarro e colaboradores.[5]

Para os ionômeros fotopolimerizáveis, essa proteção é dispensável em função das características de geleificação e polimerização do material. Determinados produtos, como o Vitremer (3M™), apresentam um glaze constituído de BIS-GMA e TEG-DMA para ser aplicado sobre a restauração após o acabamento e polimento.

Nas Figuras 5.6 a 5.8 é apresentado um caso clínico de paciente com sensibilidade cervical e restaurações deficientes e, na Figura 5.9, um caso de restauração em áreas de abrasão.

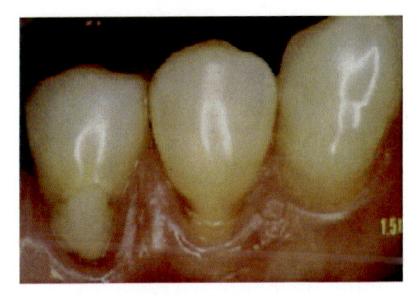

Figura 5.6 – Paciente com 36 anos apresentava sensibilidade cervical e restaurações deficientes.

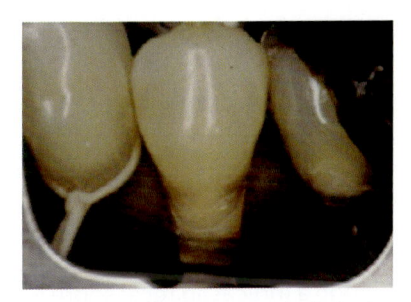

Figura 5.7 – Com o campo isolado é possível visualizar a cavidade.

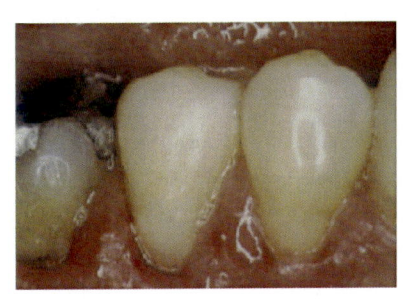

Figura 5.8 – Os dentes foram restaurados: o segundo pré-molar com compômero e o primeiro com ionômero fotoativado. As restaurações fazem parte de um elenco de 30 pares de restaurações, nas quais se utilizou os dois materiais, comparativamente.

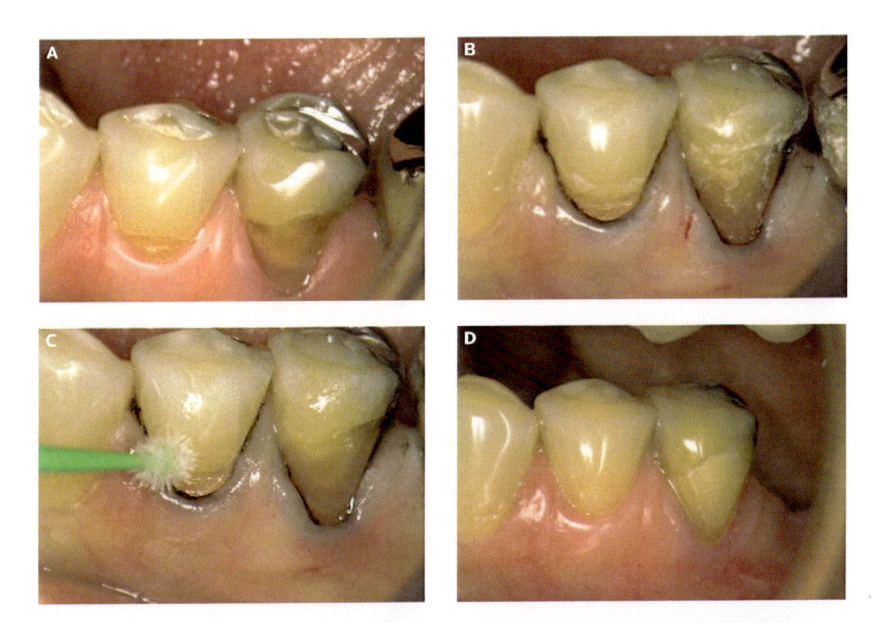

Figura 5.9 – Restaurações em áreas de abrasão, realizadas com controle da umidade do campo por meio do isolamento relativo e uso de fios retratores. Emprego do cimento de ionômero de vidro (Vitremer - 3M ESPE™).

RESTAURAÇÕES EM LESÕES DE CÁRIE

A partir do momento em que ocorre a presença de cavitação, as lesões cariosas de classe V devem ser restauradas (Figs. 5.10 e 5.11). Os cimentos de ionômero de vidro, as resinas compostas ou a combinação de ambos constituem os materiais de eleição.

Quando a indicação recai sobre os cimentos de ionômero de vidro, seguem-se os mesmos procedimentos descritos para as restaurações de erosão/abrasão, com a diferença de que nas lesões cariosas há necessidade de preparo cavitário. Este procedimento é, no entanto, extremamente conservador, visando fundamentalmente à remoção do tecido cariado. Daí a importância do uso da fucsina básica (0,5 ml básica em 100 ml de propileno glicol) como forma de orientar esse princípio do preparo cavitário.

Navarro e colaboradores[5] destacam que as margens cavitárias devem receber um preparo especial, de tal forma que o ângulo cavo-superficial fique próximo a 90°, com o objetivo de proporcionar maior resistência da borda do material. Em razão da baixa resistência à tração diametral dos cimentos de ionômero de vidro, o biselamento das margens da cavidade está contraindicado.

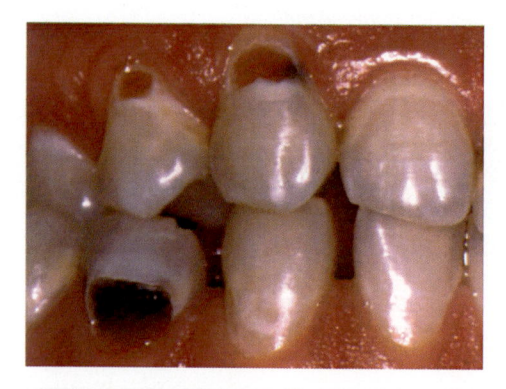

Figura 5.10 – Lesões cariosas generalizadas em diferentes estágios.

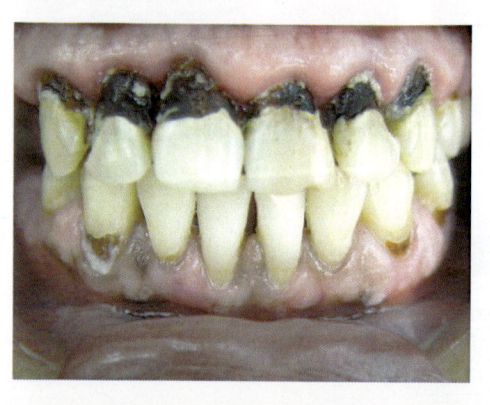

Figura 5.11 – Lesões cariosas generalizadas pelo uso abusivo de refrigerante.

Uma vez efetuado o preparo da cavidade, como salientado anteriormente, haverá uma camada de resíduos – lama dentinária –, que deve ser removida parcialmente. Essa remoção será feita por meio de uma profilaxia com pedra-pomes e água, ou por outro método de limpeza, que é a aplicação de ácido poliacrílico a 25% por 10 segundos, lavando-se em seguida com *spray* ar-água. Para os ionômeros de vidro fotopolimerizáveis, a limpeza da cavidade deve acontecer segundo a instrução do fabricante. Em seguida, a cavidade é ligeiramente seca e os demais passos para a restauração seguem a mesma orientação para cavidades de erosão/abrasão.

Em relação à proteção pulpar, face à compatibilidade biológica do cimento de ionômero de vidro, deve-se considerar somente a presença de cavidades profundas, nas quais recomenda-se o uso do cimento de hidróxido de cálcio, colocado em uma fina camada na porção mais profunda do preparo. Assim, é mantida a maior extensão possível de dentina exposta para a adesão do ionômero.

ACABAMENTO E POLIMENTO DAS RESTAURAÇÕES DE IONÔMERO

O acabamento e o polimento são passos necessários para se obter uma superfície mais lisa e regular, proporcionando também melhor contorno e estética.

Quando se trata de ionômeros do tipo convencional, o polimento deve ser realizado sempre em uma sessão subsequente à confecção da restauração e nunca na mesma sessão. Quando o cimento empregado for do tipo fotopolimerizável, esse procedimento pode ser realizado imediatamente.

O **polimento ideal** é obtido pela tira de matriz, mas ele dificilmente é alcançado, pois excessos na confecção da restauração são comuns, assim como a incapacidade de polimerização total da última camada na presença de oxigênio.

O contorno inicial pode ser obtido com o auxílio de pontas diamantadas de granulação fina sob refrigeração. Quanto ao polimento final, a opção recai sobre o sistema de discos Sof-lex™ (3M™), que, segundo Eide e Tveit,[13] fornece a melhor superfície, devendo-se dar preferência aos discos de granulação média e fina, lubrificando-os com vaselina.

RESTAURAÇÕES COM RESINA COMPOSTA – TÉCNICA DO SANDUÍCHE

A utilização de restaurações de resinas compostas associadas às restaurações de ionômero de vidro foi sugerida em 1977 por McLean e Wilson;[14] no entanto, essa técnica só foi consolidada em 1985 por McLean e colaboradores.[15] Ela surgiu para minimizar ou acabar com a falta de vedamento marginal em regiões de ausência de esmalte ou qualidade questionável.

> **LEMBRETE**
>
> A associação entre os materiais resina e ionômero tem sido bastante avaliada e divulgada. Essa técnica é conhecida como sanduíche.

A **técnica do sanduíche** reúne as vantagens da associação ionômero-resina: melhor vedamento marginal, diminuição do volume da resina, liberação de flúor, adesão à dentina propiciada pelo ionômero e melhor estética proporcionada pela resina. Outra vantagem é que podem-se empregar tanto o ionômero restaurador como o protetor pulpar. A opção pode recair também sobre os cimentos fotopolimerizáveis, já que apresentam algumas vantagens em relação aos demais: possibilitam maior tempo de trabalho e endurecimento mais rápido. Quando esses cimentos são usados, dispensa-se o tratamento prévio da dentina, bem como o condicionamento do ionômero para receber a resina composta. Tal procedimento – condicionamento ácido da superfície do ionômero – tem sido, no entanto, objeto de controvérsia.

Alguns estudos que avaliaram a resistência da união ionômero-resina composta, quando efetuado o condicionamento, concluíram que esta união é mais forte do que a força coesiva do próprio ionômero. Garcia-Godoy,[16] no entanto, questiona a validade do condicionamento, sob a alegação de que restaurações de resina composta, forradas com ionômero de vidro previamente condicionado antes da colocação da resina, não evitaram a ocorrência de microinfiltração, visto que a força de contração de polimerização da resina desprende o ionômero das paredes dentinárias. Por essa razão, o autor sugere o não condicionamento do ionômero. Alguns detalhes devem, então, ser considerados: espessura do cimento, tempo de condicionamento e tempo de espera para o condicionamento.

Para McLean e Wilson,[14] alguns fatores devem ser considerados na utilização do cimento:

- ele deve ser utilizado em camadas mais espessas, nas quais somente a superfície é atacada; camadas inferiores a 0,5 mm não promovem proteção térmica e podem ser destruídas pelo condicionamento ácido;
- a resistência de união é diretamente proporcional à espessura do cimento;

- em relação ao tempo de condicionamento, para que não ocorram danos severos ao ionômero, o ideal situa-se entre 15 e 30 segundos;
- O tempo mínimo de espera para se proceder ao condicionamento é de 20 minutos; antes desse período a matriz não apresenta maturação suficiente.

PROCEDIMENTO RESTAURADOR

Inicialmente seleciona-se o caso, com ênfase para o fato de que a principal indicação da técnica do sanduíche recai em cavidades de classe V sem esmalte na parede gengival. Em seguida, são realizadas a profilaxia, a escolha da cor, a anestesia e a colocação do isolamento absoluto com o grampo nº 212, com a finalidade de expor com nitidez todo o limite da cavidade.

Quando se tratar de uma lesão por erosão/abrasão, a cavidade necessitará somente de uma limpeza com pedra-pomes e água. Se a dentina apresentar aspecto esclerótico e brilhante, um abrasionamento deve ser feito previamente, com ponta diamantada fina.

Se a cavidade originou-se a partir de um processo de cárie, esta deverá ser removida, de acordo com o princípio moderno de remoção de dentina cariada,[17] podendo para isso empregar uma broca esférica com baixa rotação, compatível com o tamanho da lesão, e, se conveniente, com o auxílio de colheres para dentina.

Após a remoção da cárie, será obtida uma cavidade com tamanho e forma semelhantes ao da lesão. Em seguida, prossegue-se com a limpeza da cavidade, deixando a dentina em condições de receber o cimento de ionômero de vidro.

Se a técnica empregada (sanduíche) fizer uso dos dois materiais (ionômero e resina) na mesma sessão, caberá então ao profissional selecionar o tipo de ionômero a ser utilizado. Atualmente a preferência recai sobre os ionômeros fotopolimerizáveis, já que proporcionam maior tempo de trabalho e um rápido tempo de geleificação/polimerização (imediatamente após a ação da luz). Além disso, dispensam a necessidade de condicioná-lo com ácido para posterior colocação da resina, uma vez que apresentam na sua composição elementos resinosos que propiciam uma forte união à resina restauradora.

Já nos materiais convencionais, como o condicionamento ácido pode deslocar o ionômero pela força de tracionamento dos agentes de união ao serem polimerizados, o ideal é aguardar uma próxima seção, até que o ionômero esteja completamente maturado (lembrando que o tempo para a otimização da reação de geleificação é de 90 horas). Segundo Echevarria,[18] uma espessura de aproximadamente 1,5 mm aguentaria a força de deslocamento provocada pela polimerização do adesivo em direção à luz.

Ainda em relação à seleção do ionômero de vidro, a escolha pode ser tanto para os do tipo **forrador** como do tipo **restaurador**.

Quando a estética é um fator importante, recomenda-se utilizar o ionômero para restauração (tipo II), por apresentar maior translucidez, o que propicia uma qualidade estética superior.

Uma vez realizada a etapa de seleção, manipulação e colocação do cimento de ionômero de vidro, tendo o mesmo atingido adequadamente o tempo de gelificação, deve-se, em seguida, executar o bisel na parede de esmalte, empregando-se para tanto uma ponta diamantada afilada em alta velocidade, de modo a formar um ângulo de aproximadamente 45° com a superfície externa do dente. A extensão desse bisel nas cavidades de classe V poderá variar de 0,5 a 1,5 mm, aproximadamente, sobretudo em função da quantidade de esmalte disponível na parede gengival, na qual o bisel deverá ser menor. Ou, algumas situações, é melhor não executá-lo nessa parede, evitando-se a total remoção do esmalte. Quando a técnica utiliza os dois materiais (ionômero e resina) na mesma sessão, a confecção do bisel poderá ser efetuada previamente à colocação do cimento de ionômero de vidro.

Em continuidade ao tratamento restaurador, faz-se o condicionamento ácido e, após lavagem e secagem, restaura-se com a resina composta e o sistema adesivo selecionado.

A técnica do sanduíche é indicada também para os casos em que é feita a adequação do paciente para receber o tratamento restaurador; nessa situação, são restaurados vários dentes com ionômero de vidro. As restaurações que apresentarem uma estética satisfatória podem ser mantidas; caso contrário, as restaurações deverão, em uma sessão subsequente, ser desgastadas na porção que corresponde ao esmalte e substituídas por resina composta (Figs. 5.12 a 5.16).

As cavidades de classe V, tanto as que se originam de lesões de cárie quanto as que surgem de processos de erosão/abrasão, podem também ser restauradas com o uso da resina composta sem a prévia colocação do ionômero de vidro. Neste caso, com o emprego dos sistemas adesivos de última geração e da técnica incremental quando da colocação de resina, é possível reduzir a infiltração marginal, especialmente na união cemento-esmalte.

Ainda dentro do tratamento de lesões, ou perturbações estéticas na região cervical, podem-se destacar as correções estéticas em próteses antigas, notadamente quando executadas em pacientes jovens que, com o passar do tempo, sofrem **retração gengival**.

Consideramos que a cobertura do metal e da porcelana por ionômero de vidro como opacificador propicia resultados melhores. Na verdade, trata-se da técnica do sanduíche aplicada a um conserto em prótese unitária.

> **ATENÇÃO**
>
> A cobertura do metal e da porcelana por ionômero de vidro como opacificador pode propiciar melhores resultados. Na verdade, trata-se da técnica do sanduíche aplicada a um conserto em prótese unitária.

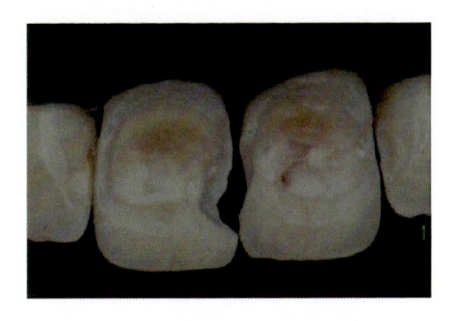

Figura 5.12 – Lesão cariosa ampla. Na remoção total da dentina cariada houve exposição pulpar.

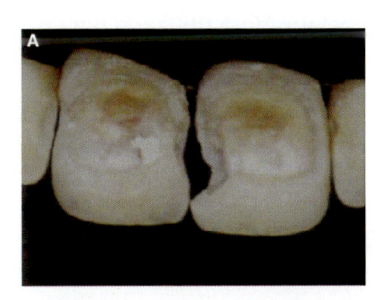

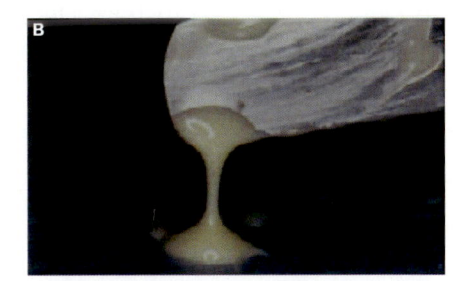

Figura 5.13 – Como ocorreu exposição pulpar, a proteção foi executada com hidróxido de cálcio na forma de pó e coberto com ionômero de vidro.

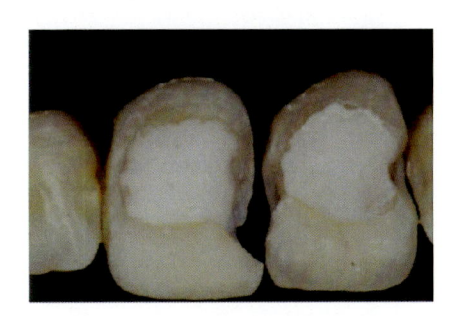

Figura 5.14 – Técnica do sanduíche: ionômero de vidro e após resina composta.

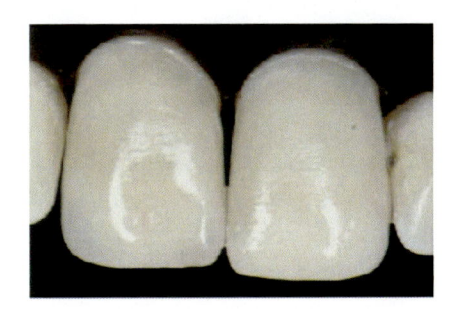

Figura 5.15 – Restaurações concluídas e polidas.

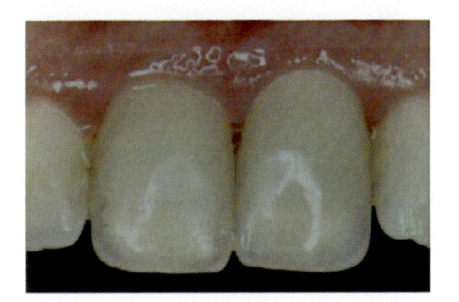

Figura 5.16 – Restaurações avaliadas após uma semana.

As lesões provocadas por desgastes na escovação (abrasões), por uso inadequado de cítricos, ácidos ou até por regorgitamento do ácido clorídrico, como nos casos de bulimia, produzem as chamadas erosões cervicais, que se caracterizam por lesões amplas e rasas (Fig. 5.17). Ainda é possível ter associação de problemas de natureza oclusal, notadamente na região de pré-molares, as abfrações.

O tratamento restaurador sempre tem início pelo diagnóstico do agente causal e sua eliminação. O complemento restaurador, por razões estéticas ou por presença de sensibilidade, é o passo seguinte.

As Figuras 5.18 a 5.24 ilustram a técnica restauradora utilizada para o caso de abrasões cervicais ocasionadas pelo uso incorreto da escova dental.

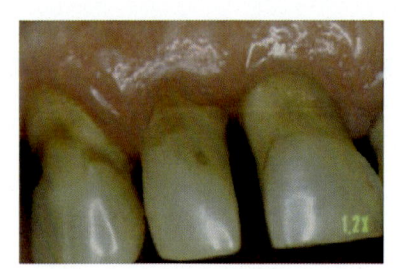

Figura 5.17 – Lesão não cariosa associada à má escovação e uso de cítricos.

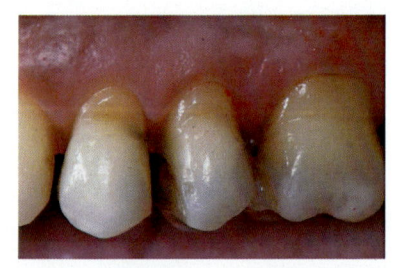

Figura 5.18 – Paciente removeu aparelho ortodôntico e foi necessário reduzir espaços interproximais e restaurar abrasões cervicais.

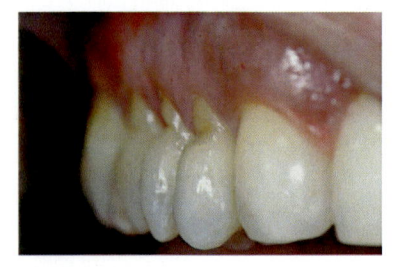

Figura 5.19 – Abrasão causada por escovação incorreta.

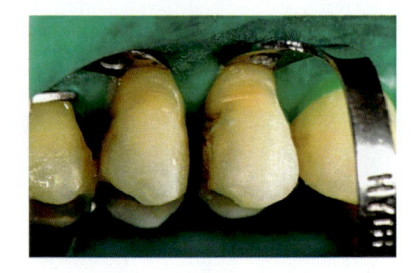

Figura 5.20 – Observe severo desgaste em pré-molares, o que pode estar associado à abfração.

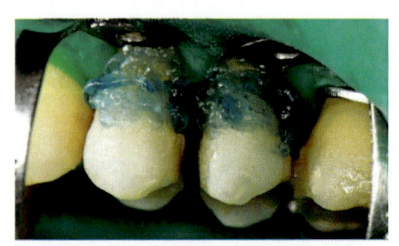

Figura 5.21 – Condicionamento ácido da superfície a ser restaurada, por 15 segundos.

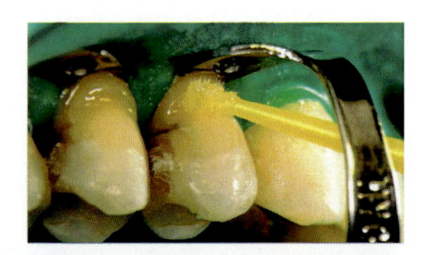

Figura 5.22 – Aplicação do agente de união: Ambar da FGM®.

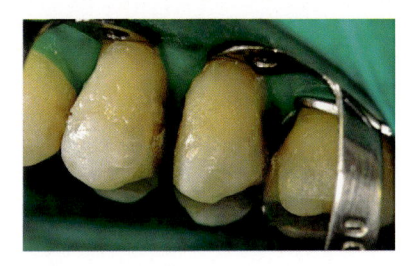

Figura 5.23 – Aplicação da resina composta: Z 250 da 3M™.

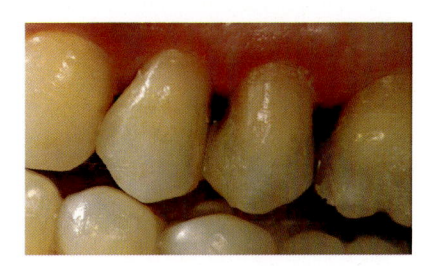

Figura 5.24 – Restaurações concluídas e polidas. Primeira sessão.

Nas Figuras 5.25 a 5.30, é mostrado um caso raro de atrição no bordo incisal/palatino de dentes anteriores. A proposta doi de restauração com resina composta reforçada (P60 da 3M™).

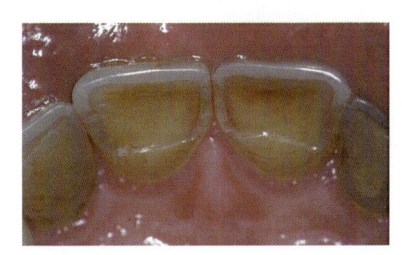

Figura 5.25 – Atrição na face palatina de incisivos centrais superiores causada por contato inadequado na relação anterior. Tempo de 5 anos.

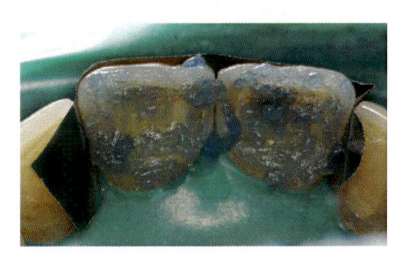

Figura 5.26 – Isolamento absoluto e condicionamento ácido por 25 segundos.

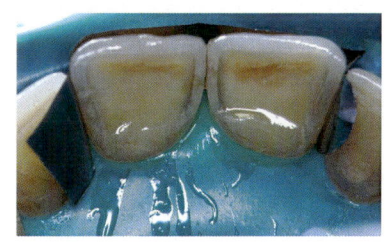

Figura 5.27 – Aplicação do agente de união Primer/Adesivo.

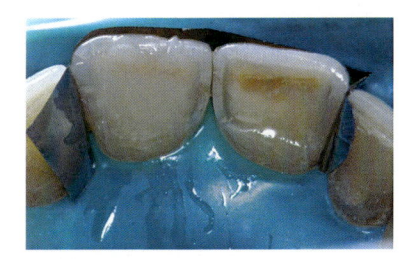

Figura 5.28 – Primeira restauração executada.

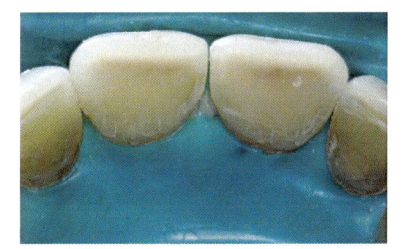

Figura 5.29 – Segunda restauração executada. Considerando se tratar de um problema de atrição, as restaurações foram executadas com resina composta P0 da 3M™.

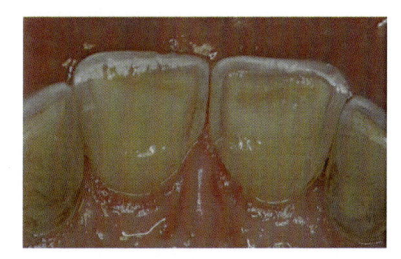

Figura 5.30 – Restauração concluída. Observe a fina camada de resina reconstruindo a concavidade palatina.

No caso clínico visto nas Figuras 5.31 a 5.36, observa-se situação de lesões cariosas brancas generalizadas e duas cavidades cariosas no mesmo dente: região incisal e região cervical. A cavidade cervical foi restaurada com ionômero de vidro e, a cavidade incisal, com resina composta.

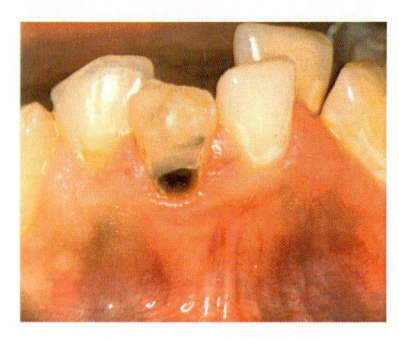

Figura 5.31 – Lesão cariosa cervical no incisivo central inferior esquerdo e alteração de cor do dente.

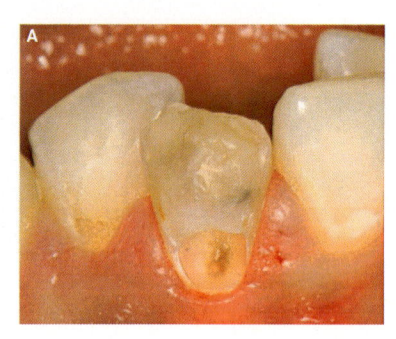

Figura 5.32 – Remoção do tecido cariado. Observa-se dentina brilhante, típica de dentina esclerosada.

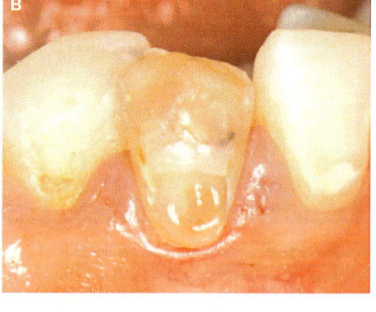

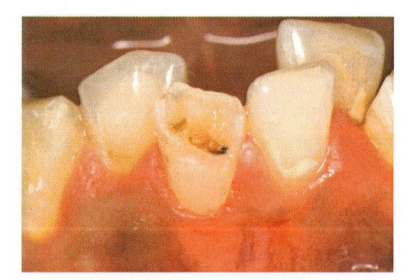

Figura 5.33 – Restauração da cavidade cervical com ionômero de vidro. Cavidade incisal sendo preparada.

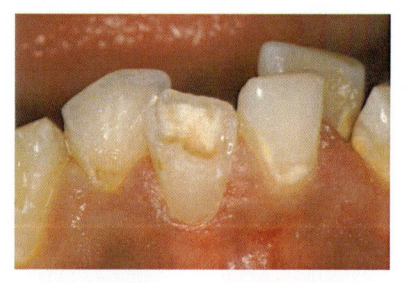

Figura 5.34 – Cavidade antes da restauração. Observe mancha na dentina remanescente.

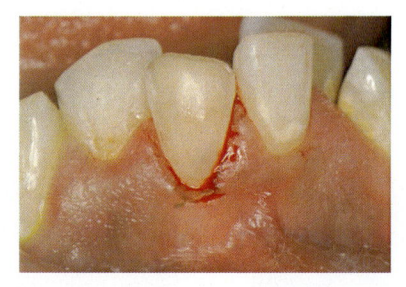

Figura 5.35 – Restaurações imediatas. Nesta sessão, apenas acabamento da superfície. O acabamento final será feito após 15 dias.

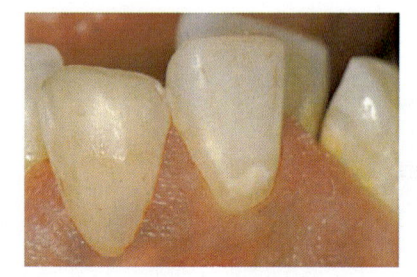

Figura 5.36 – Após uma semana.

Referências

Capítulo 1 – Decisão de tratamento restaurador baseada em evidências científicas

1. Bauer J, Spackman S, Chiappelli F, Prolo P. Evidence-based decision making in dental practice. J Evid Based Dent Pract. 2005;5(3):125-30.

2. Greenhalgh T. "Is my practice evidence-based?" Should be answered in qualitative, as well as quantitative terms. BMJ. 1996;313:957-8.

3. Forrest JL, Miller SA. Enhancing your practice through evidence-based decision making: Finding the best clinical evidence. J Evid Base Dent Pract. 2001;1(3):227-36.

4. Gillette J. Answering clinical questions using the principles of evidence-based dentistry. J Evid Based Dent Pract. 2009;9(1):1-8.

5. Espelid I, Tveit A, Haugejorden O, Riordan PJ. Variation in radiographic interpretation and restorative treatment decisions on approximal caries among dentists in Norway. Community Dent Oral Epidemiol. 1985;13(1):26-9.

6. Mejàre I, Sundberg H, Espelid I, Tveit B. Caries assessment and restorative treatment thresholds reported by Swedish dentists. Acta Odontol Scand, 1999b;57(3):149-54.

7. Holmen L, Thylstrup A, Artun J. Surface changes during the arrest of active enamel carious lesions in vivo. A scanning electron microscope study. Acta Odontol Scand. 1987a;45(6):383-90.

8. Holmen L, Thylstrup A, Artun J. Clinical and histological features observed during arrestment of active enamel carious lesions in vivo. Caries Res. 1987b;21(6):546-54.

9. Maltz M, Scherer SC, Parolo CC, Jardim JJ. Acid susceptibility of arrested enamel lesions: in situ study. Caries Res. 2006;40(3):251-5.

10. Beal JF, James PM, Bradnock G, Anderson RJ. The relationship between dental cleanliness, dental caries incidence and gingival health. A longitudinal study. Br Dent J. 1979;146(4):111-4.

11. Nyvad B, Fejerskov O. Active root surface caries converted into inactive caries as a response to oral hygiene. Scand J Dent Res. 1986;94(3):281-4.

12. Maltz M, Barbachan e Silva B, Carvalho DQ, Volkweis A. Results after two years of non-operative treatment of occlusal surface in children with high caries prevalence. Braz Dent J. 2003;14(1):48-54.

13. Kidd EA, Fejerskov O. What constitutes dental caries? Histopathology of carious enamel and dentin related to the action of cariogenic biofilms. J Dent Res. 2004;83 Spec No C:C35-8.

14. Nascimento CF. Imagem radiográfica de lesão de cárie proximal e seu aspecto clínico: uma revisão sistemática. [trabalho de conclusão de curso]. Porto Alegre: Universidade Federal do Rio Grande do Sul; 2011.

15. Mileman P, Purdell-Lewis D, van der Weele L. Effect of variation in caries diagnosis and degree of caries on treatment decisions by dental teachers using bitewing radiographs. Community Dent Oral Epidemiol. 1983;11(6):356-62.

16. Kay EJ, Locker D. Variations in restorative treatment decisions: an international comparison. Community Dent Oral Epidemiol. 1996;24(6):376-9.

17. Weber CM, Alves LS, Maltz M. Treatment decisions for deep carious lesions in the Public Health Service in Southern Brazil. J Public Health Dent. 2011;71(4):265-70.

18. Elderton RJ, Nuttall NM. Variation among dentists in planning treatment. Br Dent J 1983;154(7):201-6.

19. Kay EJ, Knill-Jones R. Variation in restorative treatment decisions: application of Receiver Operating Characteristic curve (ROC) analysis. Community Dent Oral Epidemiol. 1992;20(3):113-7.

20. Kay EJ, Nuttall NM, Knill-Jones R. Restorative treatment thresholds and agreement in treatment decision-making. Community Dent Oral Epidemiol. 1992;20(5)265-8.

22. Dennison JB, Hamilton JC. Treatment decisions and conservation of tooth structure. Dent Clin North Am. 2005;49(4):825-45.

21. Simonsen RL. New materials on the horizon. J Am Dent Assoc. 1991;122(7):24-31.

23. Opdam NJ, Bronkhorst EM, Roeters JM, Loomans BA. A retrospective clinical study on longevity of posterior composite and amalgam restorations. Dent Mater. 2007;23(1):2-8.

24. Heintze SD, Rousson V. Clinical effectiveness of direct class II restorations - a meta-analysis. J Adhes Dent. 2012;14(5):407-31.

25. Hickel R, Manhart J. Longevity of restorations in posterior teeth and reasons for failure. J Adhes Dent. 2001;3(1):45-64.

26. Manhart J, García-Godoy F, Hickel R. Direct posterior restorations: clinical results and new developments. Dent Clin North Am. 2002;46(2):303-39.

27. Manhart J, Chen H, Hamm G, Hickel R. Buonocore Memorial Lecture. Review of the clinical survival of direct and indirect restorations in posterior teeth of the permanent dentition. Oper Dent. 2004;29(5): 481-508.

28. Opdam NJ, Bronkhorst EM, Loomans BA, Huysmans MC. 12-year survival of composite vs. amalgam restorations. J Dent Res. 2010;89(10):1063-7.

29. Gaengler P, Hoyer I, Montag R. Clinical evaluation of posterior composite restorations: the 10-year report. J Adhes Dent. 2001;3(2): 185-94.

30. Pallesen U, Qvist V. Composite resin fillings and inlays. An 11-year evaluation. Clin Oral Investig. 2003;7(2):71-9.

31. Da Rosa Rodolpho PA, Donassollo TA, Cenci MS, Loguércio AD, Moraes RR, Bronkhorst EM, et al. 22-Year clinical evaluation of the performance of two posterior composites with different filler characteristics. Dent Mater. 2011;27(10):955-63.

32. Demarco FF, Corrêa MB, Cenci MS, Moraes RR, Opdam NJ. Longevity of posterior composite restorations: not only a matter of materials. Dent Mater. 2012;28(1):87-101.

33. Pallesen U, van Dijken JW, Halken J, Hallonsten AL, Höigaard R. Longevity of posterior resin composite restorations in permanent teeth in Public Dental Health Service: a prospective 8 years follow up. J Dent. 2013;41(4):297-306.

34. Gordan VV, Mondragon E, Shen C. Replacement of resin-based composite: evaluation of cavity design, cavity depth, and shade matching. Quintessence Int. 2002;33(4):273-8.

35. Sardenberg F, Bonifácio CC, Braga MM, Imparato JC, Mendes, FM. Evaluation of the dental structure loss produced during maintenance and replacement of occlusal amalgam restorations. Braz Oral Res. 2008;22(3):242-6.

36. Elderton RJ. Preventive (evidence-based) approach to quality general dental care. Med Princ Pract. 2003;12(Suppl 1):12-21.

37. Carounanidy U, Sathyanarayanan R. Dental caries: a complete changeover, PART III: Changeover in the treatment decisions and treatments. J Conserv Dent. 2010;13(4):209-17.

38. da Silva RP, Meneghim MC, Correr AB, Pereira AC, Ambrosano GM, Mialhe EL. Variations in caries diagnoses and treatment recommendations and their impacts on the costs of oral health care. Community Dent Health. 2012;29(1):25-8.

39. Mialhe FL, Pereira AC, Meneghim Mde C, Tagliaferro EP, Pardi V. Occlusal tooth surface treatment plans and their possible effects on oral health care costs. Oral Health Prev Dent. 2009;7(3):211-6.

40. Sharif MO, Catleugh M, Merry A, Tickle M, Dunne SM, Brunton P, et al. Replacement versus repair of defective restorations in adults: resin composite. Cochrane Database Syst Rev. 2010a;(2):CD005971.

41. Sharif MO, Merry A, Catleugh M, Tickle M, Brunton P, Dunne SM, et al. Replacement versus repair of defective restorations in adults: amalgam. Cochrane Database Syst Revi. 2010b;(2):CD005970.

42. Gordan VV, Garvan CW, Blaser PK, Mondragon E, Mjoer IA. A long-term evaluation of alternative treatments to replacement of resin-based composite restorations: results of a seven-year study. J Am Dent Assoc. 2009;140(12):1476-84.

43. Fernández EM, Martin JA, Angel PA, Mjör IA, Gordan VV, Moncada GA. Survival rate of sealed, refurbished and repaired defective restorations: 4-year follow-up. Braz Dent J. 2011;22(2):134-9.

44. Gordan VV, Riley III JL, Blaser PK, Mondragon E, Garvan CW, Mjoer IA. Alternative treatments to replacement of defective amalgam restorations: results of a seven-year. J Am Dent Assoc. 2011;142(7): 842-9.

45. Opdam NJ, Bronkhorst EM, Loomans BA, Huysmans MC. Longevity of repaired restorations: a practice based study. J Dent. 2012;40(10):829-35.

46. Cipriano TM, Santos JF. Clinical behavior of repaired amalgam restorations: a two-year study. J Prosthet Dent. 1995;73(1):8-11.

47. Blum IR, Jagger DC, Wilson HH. Defective dental restorations: to repair or not to repair? Part 1: Direct composite restorations. Dent Update. 2011;38(2):78-80, 82-4.

48. Hickel R, Brüshaver K, Ilie N. Repair of restorations--criteria for decision making and clinical recommendations. Dent Mater. 2013;29(1):28-50.

Capítulo 2 – Selamento de lesões de cárie versus tratamento restaurador convencional

1. Fusayama T. Two layers of carious dentin: diagnosis and treatment. Oper Dent. 1979;4(2):63-70.

2. Ricketts DNJ, Pitts NB. Traditional operative treatment options. Monogr Oral Sci Basel. 2009;21:164-73.

3. Banerjee A, Watson TF, Kidd EA. Dentine caries excavation: a review of current clinical techniques. Br Dent J. 2000;188(9):476-82.

4. Shovelton DS. A study of deep carious dentine. Int Dent J. 1968;18(2):392-405.

5. Macgregor A, Marsland EA, Batty I. Experimental studies of dental caries. I. The relation of bacterial invasion to softening of the dentin. Br Dent J. 1956;101(7):230-5.

6. Whitehead FI, Macgregor AB, Marsland EA. Experimental studies of dental caries: II. The relation of bacterial invasion to softening of the dentine in permanent and deciduous teeth. Br Dent J. 1960;108(7):261-5.

7. Iost HI, Costa JR, Rodrigues HH, Rocca RA. Dureza e contaminação bacteriana da dentina após remoção da lesão de cárie. Rev ABO Nac. 1995;3(1):25-9.

8. Magnusson BO, Sundell SO. Stepwise excavation of deep carious lesions in primary molars. J Int Assoc Dent Child. 1977;8(2):36-40.

9. Leksell E, Ridell K, Cvek M, Mejàre I. Pulp exposure after stepwise versus direct complete excavation of deep carious lesions in young posterior permanent teeth. Endod Dent Traumatol. 1996;12(4):192-6.

10. Bjørndal L, Reit C, Bruun G, Markvart M, Kjældgaard M, Näsman P, et al. Treatment of deep caries lesions in adults: randomized clinical trials comparing stepwise vs. direct complete excavation, and direct pulp capping vs. partial pulpotomy. Eur J Oral Sci. 2010;118(3):290-7.

11. Bjørndal L. A long-term follow-up study on stepwise excavation of deep carious lesions in permanent teeth. Caries Res. 1999;33:314. Abstr. 98.

12. Maltz M, Garcia R, Jardim JJ, de Paula LM, Yamaguti PM, Moura MS, et al. Randomized trial of partial vs. stepwise caries removal: 3-year follow-up. J Dent Res. 2012;91(11):1026-31.

13. Koppe BTF. Remoção parcial de tecido cariado em dentes permanentes: acompanhamento de cinco anos [trabalho de conclusão de curso]. Porto Alegre: Universidade Federal do Rio Grande do Sul; 2012.

14. Bjørndal L, Larsen T, Thylstrup A. A clinical and microbiological study of deep carious lesions during stepwise excavation using long treatment intervals. Caries Res. 1997;31(6):411-417.

15. Bjørndal L, Larsen T. Changes in the cultivable flora in deep carious lesions following a stepwise excavation procedure. Caries Res. 2000;34:502-8.

16. Paddick JS, Brailsford SR, Kidd EAM, Beighton D. Phenotypic and genotypic selection of microbiota surviving under dental restorations. Appl Environ Microbiol. 2005;71(5):2467-72.

17. Bjørndal L, Thylstrup A. A practice-based study on stepwise excavation of deep carious lesions in permanent teeth: a 1-year follow-up study. Community Dent Oral Epidemiol. 1998;26(2):122-8.

18. Aguilar P, Linsuwanont P. Vital pulp therapy in vital permanent teeth with cariously exposed pulp: a systematic review. J Endod. 2011;37(5):581-7.

19. King JB Jr., Crawford JJ, Lindahl RL. Indirect pulp capping: a bacteriologic study of deep carious dentine in human teeth. Oral Surg Oral Med Oral Pathol. 1965;20(5):663-9.

20. Casagrande L, Falster CA, Di Hipolito V, De Goes MF, Straffon LH, Nor JE, et al. Effect of adhesive restorations over incomplete dentin caries removal: 5-year follow-up study in primary teeth. J Dent Child. 2009;76(2):117-22.

21. Gruythuysen RJ, van Strijp AJ, Wu MK. Long-term survival of indirect pulp treatment performed in primary and permanent teeth with clinically diagnosed deep carious lesions. J Endod. 2010;36(9):1490-3.

22. Marchi JJ, Froner AM, Alves HL, Bergmann CP, Araújo FB. Analysis of primary tooth dentin after indirect pulp capping. J Dent Child (Chic). 2008;75(3):295-300.

23. Franzon R, Gomes M, Pitoni CM, Bergmann CP, Araujo FB. Dentin rehardening after indirect pulp treatment in primary teeth. J Dent Child (Chic). 2009;76(3):223-8.

24. Eidelman E, Finn SB, Koulourides T. Remineralization of carious dentin treated with calcium hydroxide. J Dent Child. 1965;32(4):218-25.

25. Massara ML, Alves JB, Brandão PR. Atraumatic restorative treatment: clinical, ultrastructural and chemical analysis. Caries Res. 2002;36(6):430-6.

26. Maltz M, Oliveira EF, Fontanella V, Bianchi R. A clinical, microbiologic, and radiographic study of deep lesions, after incomplete caries removal. Quintessence Int. 2002;33(2):151-9.

27. Oliveira EF, Carminatti G, Fontanella V, Maltz M. The monitoring of deep caries lesions after incomplete caries removal: results after 14-18 months. Clin Oral Investig 2006;10(2):134-39.

28. Maltz M, Oliveira EF, Fontanella V, Carminatti G. Deep caries lesions after incomplete dentine caries removal: 40-month follow-up study. Caries Res. 2007;41(6):493-6.

29. Alves LS, Fontanella V, Damo AC, Ferreira de Oliveira E, Maltz M. Qualitative and quantitative radiographic assessment of sealed carious dentin: a 10-year prospective study. Oral Surg Oral Med Oral Pathol Oral Radiol Endod. 2010;109(1):135-41.

30. Brunthaler A, Konig F, Lucas T, Sperr W, Schedle A. Longevity of direct resin composite restorations in posterior teeth. Clin Oral Investig. 2003;7(2):63-70.

30. Maltz M, Alves LS, Jardim JJ, Moura M dos S, de Oliveira EF. Incomplete caries removal in deep lesions: a 10-year prospective study. Am J Dent. 2011;24(4):211-4.

31. Opdam NJ, Loomans BA, Roeters FJ, Bronkhorst EM. Five-year clinical performance of posterior resin composite restorations placed by dental students. J Dent. 2004;32(5):379-83.

32. Bernardo M, Luis H, Martin MD, Leroux BG, Rue T, Leitão J, DeRouen TA. Survival and reasons for failure of amalgam versus composite posterior restorations placed in a randomized clinical trial. J Am Dent Assoc. 2007;138(6):775-783.

33. Van Dijken JW, Sunnegårdh-Grönberg K. A four-year clinical evaluation of highly filled hybrid resin composite in posterior cavities. J Adhes Dent. 2005;7(4):343-9.

34. Köhler B, Rasmusson CG, Odman P. A five-year clinical evaluation of Class II composite resin restorations. J Dent. 2000;28(2):111-6.

35. Wassell RW, Walls AW, McCabe JF. Direct composite inlays versus conventional composite restorations: 5-year follow-up. J Dent. 2000;28(6):375-82.

36. Gaengler P, Hoyer I, Montag R. Clinical evaluation of posterior composite restorations: the 10-year report. J Adhesive Dent. 2001;3(2):185-94.

37. Jardim JJ, de Paula LM, Garcia R, Mestrinho HD, Yamaguti PM, Nascimento C, et al. Restorations placed after partial caries removal – 36-month results. J Dent Res. 2012;91(Special Issue B):abstract 3033.

38. Mertz-Fairhurst EJ, Curtis JW, Ergle JW, Rueggeberg FA, Adair SM. Ultraconservative and cariostatic sealed restorations: results at year 10. J Am Dent Assoc. 1998;129:55-66.

39. Corralo DJ, Maltz M. Clinical and ultrastructural effects of different liners/restorative materials on deep carious dentin: a randomized clinical trial. Caries Res. 2013;47(3):243-50.

40. Pinto AS, de Araújo FB, Franzon R, Figueiredo MC, Henz S, García-Godoy F, et al. Clinical and microbiological effect of calcium hydroxide protection in indirect pulp capping in primary teeth. Am J Dent. 2006;19(6):382-6.

41. Theilade E, Fejerskov O, Migasena K, Prachyabruedt W. Effect of fissure sealing on the microflora in occlusal fissures on human teeth. Arch Oral Biology. 1977;22(4):251-9.

42. Going RE, Loesche WJ, Grainger DA, Syed SA. The viability of microorganisms in carious lesions five years after covering with a fissure sealants. J Am Dent Assoc. 1978;97(3):455-62.

43. Jensen OE, Handelman SL. Effect of an autopolimerizing sealant on viability of microflora in occlusal dental caries. Scand J Dent Res. 1980;88(5):382-8.

44. Oong EM, Griffin SO, Kohn WG, Gooch BF, Caufield PW. The effect of dental sealants on bacteria levels in caries lesions: a review of the evidence. J Am Dent Assoc 2008;139(3):271-8; quiz 357-8.

45. Giongo FCMS. Selamento de lesões cariosas oclusais: um ensaio clínico randomizado [dissertação]. Porto Alegre: Universidade Federal do Rio Grande do Sul; 2010.

46. Bakhshandeh A, Qvist V, Ekstrand KR. Sealing occlusal caries lesions in adults referred for restorative treatment: 2-3 years of follow-up. Clin Oral Investig. 2012;16(2):521-9.

47. Borges BC, Campos GB, da Silveira AD, de Lima KC, Pinheiro IV. Efficacy of a pit and fissure sealant in arresting dentin non-cavitated caries: a 1-year follow-up, randomized, single-blind, controlled clinical trial. Am J Dent. 2010;23(6):311-6.

48. Borges BC, de Souza Borges J, Braz R, Montes MA, de Assunção Pinheiro IV. Arrest of non-cavitated dentinal occlusal caries by sealing pits and fissures: a 36-month, randomised controlled clinical trial. Int Dent J. 2012;62(5):251-5.

Capítulo 3 – Tratamento restaurador estético em dentes anteriores

1. Rufenacht CR. Fundamentals of esthetics. Chicago: Quintessence Books; 1992.

2. Mondelli J. Estética e cosmética em clínica integrada restauradora. São Paulo: Santos; 2003.

3. Frush JP, Fisher RD. The dyn esthetic interpretation on the dentogenic concept. J Prosthet Dent. 1958;8:558-81.

4. Gonzales RM. Cierre los diastemas. Rev Ass Odont Arg. 1992;80:183-6.

5. Douglas W. As expectativas dos pacientes aos cuidados da Odontologia no século XXI. J Amer Dent Ass. (Brasil) 2000;3:222-5.

6. Frush JP, Fisher RD Introduction to dentinogenic restorations. J Prosthet Dent. 1955;5:586-95.

7. Bowen RL, inventor. Dental filling material comprising vinyl silane treated fused silica and a binder consisting of the reaction product of bis phenol and glycidyl acrylate. United States patent 3066112 A. 1962 Nov 27.

8. Buonocore MG. A simple method of increasing the adhesion of acrylic fillings materials to enamel surfaces. J Dent Res. 1955;34(6):849-53.

9. Retief DH. The principles of adhesion. J Dent Ass S Afr. 1970;25(9):285-95.

10. Komatsu J, Russo M. Restaurações estéticas em dentes anteriores sem preparo cavitário convencional: estudo clínico. Rev Assoc Paul Cir Dent. 1979;33(5):386-92.

11. Ward GT, Buonocore MG, Woolridge ED Jr. Preliminary report of a technique using nuva-seal in the treatment and repair of anterior fractures without pins. N Y State Dent J. 1972;38(5):269-74.

12. Silverstone LM, Saxton CA, Dogon IL, Fejerskov O. Variation in the pattern ofacid etching of human dental enamel examined by scanning electron microscopy. Caries Res. 1975;9(5):235-59.

13. Garone Neto N, Garone Filho W. Estudo do esmalte fraturado e desgastado, com e sem ataque acido, através do microscópio eletrônico de varredura, com vistas a maior possibilidade de retenção. Rev Paul Odont. 1976;30(4):190-6.

14. Galan JR. Estudo comparativo entre preparos cavitários em dentes anteriores fraturados (classe IV). Ars Cvrandi Odont. 1981;8:26-31.

15. Mondelli J, Steagall L, Ishikiriama A, de Lima Navarro MF, Soares FB. Fracture strength of human teeth with cavity preparations. J Prosthet Dent. 1980;43(4):4l9-22.

16. Kolor + Plus® Resin Colour Modifier [Internet]. Kerr; c2011 [capturado em 28 nov. 2013]. Disponível em: http://www.kerrdental.eu/filling-materials/composites/productfamily/KolorPlusResinColourModifierKit

17. Silva e Souza Jr MH, Carvalho RM, Mondelli RFL. Odontologia estética, fundamentos e aplicações clínicas: restaurações em resina composta. São Paulo: Santos; 2000.

18. Dental adhesive 3M [Internet]. 3M; c2013 [capturado em 28 nov. 2013]. Disponível em: http://solutions.3mae.ae/wps/portal/3M/en_AE/3M_ESPE/Dental-Manufacturers/Products/Dental-Restorative-Materials/Dental-Bonding/Dental-Adhesive/

19. Chosack A, Eidelman E. Rehabilitation of fractured incisior using patients natural crown: a case report. J Dent Child. 1964;3:516-23.

20. Mader C. Restoration of fractured anterior tooth. J Amer Dent Ass. 1978;96(1):113-5.

21. Esberard RM. Caso clínico: fratura coronária em dentes anteriores. Rev Ass Paul Cirurg Dent. 1978;32:130-4.

22. Simonsen RJ. Restorations of fractures central incisor using original tooth fragment. J Am Dent Ass. 1982;105(4):646-8.

23. Silva Filho FPM, Esberard RM. Restauração de dentes anteriores fraturados com aproveitamento de fragmentos. Rev Gaucha Odont. 1982;30(2):99-103.

24. Busato ALS. Dentística: colagem em dentes fraturados. São Paulo: Artes Médicas; 2006.

25. White Post [Internet]. FGM Produtos Odontológico; c2011 [capturado em 29 nov. 2013]. Disponível em: http://www.fgm.ind.br/site/produtos.php?prd=32.

Capítulo 4 – Tratamento restaurador estético em dentes posteriores

1. Mondelli J, Steagall L, Ishikiriama A, de Lima Navarro MF, Soares FB. Fracture strength of human teeth with cavity preparations. J Proth Dent. 1980;43(4):419-22.

2. Nakabayashi N, Kojima K, Masuhara E. The promotion of adhesion by the infiltration of monomers into tooth substrates. J Biomed Mater Res. 1982;16(3):265-73.

3. Goldstein RE. Estética em odontologia. Rio de Janeiro: Guanabara Koogan; 1980.

4. Rufenacht CR. Fundamentals of esthetics. Berlin: Quintessence, 1990.

5. Black GV. A work on operative dentistry. Chicago: Medico Dental; 1917.

6. Bowen RL. Properties of silica reinforced polymer for dental restorations. J Amer Dent Ass. 1963;66:57-64.

7. Phillips RW, Avery DR, Mehra R, Swartz ML, McCune RJ. Observations on composite resin for class II restorations. Two year report. J Prosth Dent. 1972;28(2):164-9.

8. Jørgensen KD, Hørsted P, Janum O, Krogh J, Schultz J. Abrasion of class I restorative resins. Scand J Dent Res. 1979;87(2):140-5.

9. Leinfelder KF. Composite resins in posterior teeth. Dent Clin North Amer. 1981;25:357-64.

10. Leinfelder KF. Pattern of wear in posterior restorations. J Dent Res. 1985;56:544.

11. Leinfelder KF. Evaluation of criteria used for assessing the clinical performance of composite resin in posterior teeth. Quintessence Intern. 1987;18(8):531-6.

12. Leinfelder KF. Five year clinical evaluation of anterior and posterior composite. J Dent Res. 1986;57:399-41.

13. Cardoso PEC. Avaliação do desgaste, rugosidade e microestrutura de resinas compostas em função de ciclagem mecânica e fonte fotoativadora [tese]. São Paulo: Universidade de São Paulo; 1994.

14. Cvar JF, Ryge G. Criteria for the clinical evaluation of dental restorative materials. San Francisco: USPHS; 1971.

15. Lugassy AA, Moffa, JP. Laboratory model for the quantification of clinical occlusal wear. J Dent Res. 1985;64(63):181.

16. Taylor DF, Bayne SC, Sturdevant JR, Wilder AD. Correlation of M-L, Leinfelder, and USPHS clinical evaluation techniques for wear. Dent Mater .1990;6:151-3.

17. Busato ALS, Baldissera RA, Barbosa NA, Bueno M. Avaliação clínica de restaurações de resina composta e amálgama em dentes posteriores: 5 anos. Rev Bras Odont. 1996;53(3):30-5.

18. Busato ALS. Restaurações de resina composta em dentes posteriores. Avaliação de 5 anos. Rev Gaúcha Odont. 1996;44:165-71.

19. Chain M, Baratieri LN. Restaurações Estéticas com resina em dentes posteriores. São Paulo: Artes Médicas; 1998.

20. Maltz M, de Oliveira EF, Fontanella V, Bianchi R. A clinical, microbiological, and radiographic study of deep caries lesions after incomplete caries removal. Quintessence Int. 2002;33(2):151-9.

21. Proroot MTA [Internet]. Dentsply; c2013 [capturado em 29 nov. 2013]. Disponível em: http://www.dentsplymea.com/products/endodontics/retreatment-repair/proroot-mta

22. Ketac™ Cem Radiopaque Permanent Glass Ionomer Luting Cement Triple Pack, 37231 [Internet]. 3M; c2013 [capturado em 29 nov. 2013]. Disponível em: http://solutions.3m.com/wps/portal/3M/en_US/3M-ESPE-NA/dental-professionals/products/espe-catalog/?N=5145460+4294944257&rt=rud

Capítulo 5 – Tratamento restaurador em lesões cervicais cariosas e não cariosas

1. Lee WC, Eackle WS. Possible role of tensile stress in the etiology of cervical erosive lesions of teeth. J Prosth Dent. 1984;52(3):374-80.

2. Russo EMA, Garone Netto N. Técnica de restaurações com cimento de ionômero de vidro. Rev Assoc Paul Cir Dent. 19888;42(5):321-22.

3. Buonocore MG. A simple method of increasing the adhesion of acrylic filling materials to enamel surfaces. J Dent Res. 1955;34(6):849-53.

4. Fonseca AS, Bobbio CA. Restaurações estéticas em dentes anteriores. São Paulo: Artes Médicas; 1995.

5. Navarro MFL, Palma RG, Del'Hoyo RB. O que é preciso saber a respeito de ionômero de vidro? In: Feller C, Bottino MA, coordenadores. Atualização na clínica odontológica: a prática da clínica geral. São Paulo: Artes Médicas; 1994.

6. Prodger TG, Symonds M. Aspa adhesion study. Br Dent J. 1977;143(8):266-70

7. Braz R. Restauração mista: ionômero de vidro / resina composta. Rev Fac Odont Pernambuco. 1992;12:9-15.

8. Tyas MJ. The effect of dentine conditioning with polyacrylic acid on the clinical performance of glass ionomer cement. Aust Dent J. 1993;38(1):46-8.

9. Paulillo LAMS, Lovadino JR, Martins LRM, Serra MC, Sartini Filho R. Cimento de ionômero de vidro: resistência ao deslocamento com diferentes tipos de tratamento em dentina. Rev Bras Odont. 1992;49(2):8-12.

10. Pereira JC, Azevedo VMNN, Franco EB, Carvalho RM. Efeito do condicionamento da dentina sobre a retenção do cimento ionomérico em restaurações mistas. Rev Bras Odont. 1992:49(1):11-4.

11. Tyas MJ. The effect of dentine conditioning with polyacrylic acid on the clinical performance of glass ionomer cement - 3 year result. Aust Dent J. 1994;39(40):220-1.

12. Maneenut C, Tyas MT. Clinical evaluation of resin-modified glass-ionomer restorative cements in cervical "abrasion" lesions: one year results. Quintessence Int. 1995;26(10)739-43.

13. Eide R, Tveit AB. Finishing and polishing glass-ionomer cements. Acta Odontol Scand. 1990;48(6):409-13.

14. McLean JW, Wilson AD. The clinical development of the glass-ionomer cement. Formulations and properties. Aust Dent J. 1977;22(1):31-6.

15. McLean JW, Powis DR, Prosser HJ, Wilson AD. The use of glass-ionomer cements in bonding composite resins to dentine. Br Dent J. 1985;158(11):410-4.

16. Garcia-Godoy F, Draheim RN, Titus HW. Shear bond strength of a posterior composite resin to glass ionomer bases. Quintessence Int. 1988;19(5):357-59.

17. Busato ALS. Dentística: novos princípios restauradores. São Paulo: Artes Médicas; 2004.

18. Uribe-Echevarria J, Lutri P, Sezín M, Priotto EG, Carda Batalla C, Spadiliero de Lutri, MM. Adhesion a dentina a través de distintos tratamientos del sustrato: estudio con confocal láser scanning microscope. Rev Ass Odont Arg. 2004;92(4):315-21.

Leituras Recomendadas

Aboush YEY, Jemkins CBG. An evaluation of the bonding of glass ionomer restorations to dentine and enamel. Br Dent J. 1986;161:179-84.

Adolfi D. A estética natural. São Paulo: Santos; 2002.

Alberton SB, Carvalho RCR, Leone CAC, Matson E. Resistência ao cisalhamento da adesão entre resina composta e cimento de ionômero de vidro. Rev Fac Odont Passo Fundo. 1196;1(1):7-12.

Baldissera RA, Piovesam EM, Busato ALS. Infiltração marginal nas restaurações estéticas. Rev Gaúcha Odont. 1989;37(4):304-8.

Baratieri LM, Navarro MFL, Chiodi Netto J. Cimentos de ionômero de vidro: aplicações clínicas. Rev Odont Mod. 1986;13(2):9-20.

Baratieri LM. Dentística: procedimentos preventivos e restauradores. 2. ed. São Paulo: Quintessence; 1992.

Beech DR, Solomon A, Bernier R. Bond strength of polycarboxylate acid cements to treated dentine. Dent Mater. 1985;1(4):154-7.

Busato ALS, Hernandez PAG, Macedo RP. Dentística: restaurações estéticas. São Paulo: Artes Médicas; 2002.

Busato ALS. Dentística: restaurações em dentes anteriores. São Paulo: Artes Médicas; 1999.

Busato ALS. Dentística: restaurações em dentes posteriores. São Paulo: Artes Médicas; 1996.

Carvalho RM, Ishikiriama A, Navarro MFL. Pré-tratamento do esmalte e dentina para uso do cimento de ionômero de vidro: considerações. Rev Bras Odontol. 1988;45(4):8-12.

Causton BE, Johhson MW. Improvement of polycarboxylate adhesion to dentin by the use of a new calcifing solution. Br Dent J. 1982;152(1)1:9-11.

Causton BE, Johhson MW. The influence of mineralizing solutions on the bonding of composite restorations to dentin. Cyanoacrylate pretreatment. J Dent Res. 1981;60(7):1315-20.

Chain MC, Baratieri LN, Arcari GM. Estágio atual da técnica do sanduíche. Rev Gaúcha Odont. 1190;38(5):341-5.

Dorfmann NM. Como projetar estilos de sorriso para a odontologia cosmética. Bib Dent Gauc. 2007:39-42.

Frush JP, Fisher RD. The age factor dentogenics. J Prosthet Dent. 1957;7(1):5-l3.

Frush, JP, Fisher RD. How dentogenics interprets the personality factor. J Prosthet Dent. 1956;6(4):44l-9.

Goldstein RE. A estética em odontologia. São Paulo: Santos; 2000.

Goldstein RE. Estética em odontologia. Rio de Janeiro: Guanabara Koogan; 1980.

González A. Aplicaciones clínicas del cemento de ionomero vítreo. Rev Asoc Odontol Arg. 1993;81:71-8.

Heymann H. The artistry conservative esthetic dentistry. J Am Dent Assoc. 1987;(14E- 22E).

Hinoura K, Moore BK, Phillips RW. Influence of dentine surface treatments on the bond strength of dentin-lining cements. Oper Dent. 1986;11(4):147-54.

Hotz P, McLean JW, Sced I, Wilson AD. The bonding of glass ionomer cements to metal and tooth substrates. Br Dent J. 1977;142(2):41-7.

Jardim JJ. Remoção parcial de tecido cariado em lesões de cárie profundas de dentes permanentes [tese]. Porto Alegre: Universidade Federal do Rio Grande do Sul; 2010.

Jordan RE. Estética com resinas compostas: técnicas e materiais. São Paulo: Santos; 1992.

Lasfargues JJ, Kaleka R, Louis JJ. A new system of minimally invasive preparations: the Si/Sta concept. In: Roulet JF, Degrange M, editors. Adhesion: the silent revolution in Dentistry. Chicago: Quintessence; 2000.

Le Claire CC., Blank LW, Hargrave, JW, Pelleu GB. Use of a two-stage composite resin fill to reduce microleakage below the cementoenamel junction. Oper Dent. 1988;13(1):20-3.

Leinfelder KF, Taylor DF, Barkmeier WW, Goldberg AJ. Quantitative wear measurement of posterior composite resin. Dent Mater. 1986;2(5): 198-201.

Levin EI. Dental esthetics and the golden proportion. J Prosthet Dent. 1978;40(3):244-52.

Limberte MS, Montenegro JR. Estética do sorriso: arte e ciência. São Paulo: Santos; 2003.

Lombardi RE. The principles of visual perception and their clinical application to denture esthetics. J Prosthet Dent. 1973;29(4):352-82.

Massoni E, Schmidt LF, Bertuol A, Ogrodowski R, Pereira D, Lavinicki V, et al. Abrasão/erosão cervical. Rev Gaúcha Odont. 1987;35(4):309-14.

Moffa JP, Lugassy AA. Calibration of evaluators utilizing the M-L Occlusal Loss Scale. J Dent Res. 1986;65:1197.

Morley J. O papel da odontologia cosmética na obtenção de uma aparência mais jovem. J Amer Dent Ass. (Brasil) 2000;2:37-42.

Mount GJ, Hume WR. A revised classification of carious lesions by site and size. Quintessence Int. 1997;28(5):301-3.

Mount GJ. Atlas prático de cimentos de ionômero de vidro. Barcelona: Salvat; 1990.

Mount GJ. Restorations with glass ionomer cement: requirements for clinical success. Oper Dent. 1981;6:59-65.

Mussel RLO, Cunha Mello FT. Influência do acabamento sobre um cimento de ionômero de vidro tipo II: análise da rugosidade superficial considerando variação de tempo. Rev Bras Odont. 1991;48(2):26-8.

Powis DR, Follerås T, Merson SA, Wilson AD. Improve adhesion of a glass ionomer cement to dentin and enamel. J Dent Res. 1982;61(12):1416-22.

Rodrigues Filho L. Resistência à fratura de dentes com restaurações atípicas de diversos materiais [tese]. São Paulo: Universidade de São Paulo; 1994.

Secca CM, Zugliani RAV, Savaget JAW. Técnica do sanduíche: uma opção em restaurações transcirúrgicas. Rev Bras Odont. 1993;50(6):28-31.

Shalabi HS, Asmussen E, Jörgensen DK. Increased bonding of a glass ionomer cement to dentin by means of $FeCl_3$. Scand J Dent Res. 1981;89(4):348-53.

Sidhu SK. A comparative analysis of techniques of restoring cervical lesions. Quintessence Int. 1993;24(8):553-59.

Smales RJ, Hawthorne WS. Long-term survival of repaired amalgams, recemented crowns and gold castings. Oper Dent. 2004;29(3):249-53.

Somões DMS, Ribeiro CJR, Adabo GL. Cimento de ionômero de vidro. Considerações sobre o pré-tratamento dentinário. Rev Bras Odont. 1993;50(2):26-32.

Trope M, Tronstad L. Resistance to fracture of endodontically treated premolars restored with glass ionomer cement or acid etch composite resin. J Endodont.,1991; l7(6):257-9.

Turbino ML. Resistência à fratura de dentes com cúspides socavadas e restaurados com diferentes materiais [tese]. São Paulo: Universidade de São Paulo; 1993.

van Dijken JWV. The effect of cavity pretreatment procedures on dentin bonding: a four year clinical evaluation. J Prosth Dent. 1990;64(2): 148-52.

Williams JL. A new classification of human tooth forms with special reference to a new systems of artificail teeth. J All Dent. 1914;9:5-42.

Zytkievitz E, Piazza EM. Cimento de ionômero de vidro: classificação, indicações, propriedades, metodologia de uso. *Rev Gaúcha Odont*. 1988;36(6):464-8.